CASOS CLÍNICOS EM PSIQUIATRIA
ABORDAGEM PRÁTICA PARA PROFISSIONAIS DA SAÚDE

Editora Appris Ltda.
1.ª Edição - Copyright© 2025 dos autores
Direitos de Edição Reservados à Editora Appris Ltda.

Nenhuma parte desta obra poderá ser utilizada indevidamente, sem estar de acordo com a Lei nº 9.610/98. Se incorreções forem encontradas, serão de exclusiva responsabilidade de seus organizadores. Foi realizado o Depósito Legal na Fundação Biblioteca Nacional, de acordo com as Leis nos 10.994, de 14/12/2004, e 12.192, de 14/01/2010.

Catalogação na Fonte
Elaborado por: Josefina A. S. Guedes
Bibliotecária CRB 9/870

C341c 2025	Casos clínicos em psiquiatria: abordagem prática para profissionais da saúde / Richardson Miranda Machado (org.). – 1. ed. – Curitiba: Appris, 2025. 250 p. ; 23 cm. Inclui referências. ISBN 978-65-250-7730-7 1. Psiquiatria. 2. Saúde mental. 3. Saúde pública. I. Machado, Richardson Miranda. II. Título. CDD – 616.89

Livro de acordo com a normalização técnica da ABNT

Appris editorial

Editora e Livraria Appris Ltda.
Av. Manoel Ribas, 2265 – Mercês
Curitiba/PR – CEP: 80810-002
Tel. (41) 3156 - 4731
www.editoraappris.com.br

Printed in Brazil
Impresso no Brasil

Prof. Dr. Richardson Miranda Machado
(Organizador)

CASOS CLÍNICOS EM PSIQUIATRIA
ABORDAGEM PRÁTICA PARA PROFISSIONAIS DA SAÚDE

Appris
editora

Curitiba, PR
2025

FICHA TÉCNICA

EDITORIAL	Augusto Coelho
	Sara C. de Andrade Coelho

COMITÊ EDITORIAL E CONSULTORIAS
- Ana El Achkar (Universo/RJ)
- Andréa Barbosa Gouveia (UFPR)
- Antonio Evangelista de Souza Netto (PUC-SP)
- Belinda Cunha (UFPB)
- Délton Winter de Carvalho (FMP)
- Edson da Silva (UFVJM)
- Eliete Correia dos Santos (UEPB)
- Erineu Foerste (Ufes)
- Fabiano Santos (UERJ-IESP)
- Francinete Fernandes de Sousa (UEPB)
- Francisco Carlos Duarte (PUCPR)
- Francisco de Assis (Fiam-Faam-SP-Brasil)
- Gláucia Figueiredo (UNIPAMPA/ UDELAR)
- Jacques de Lima Ferreira (UNOESC)
- Jean Carlos Gonçalves (UFPR)
- José Wálter Nunes (UnB)
- Junia de Vilhena (PUC-RIO)
- Lucas Mesquita (UNILA)
- Márcia Gonçalves (Unitau)
- Maria Margarida de Andrade (Umack)
- Marilda A. Behrens (PUCPR)
- Marília Andrade Torales Campos (UFPR)
- Marli C. de Andrade
- Patrícia L. Torres (PUCPR)
- Paula Costa Mosca Macedo (UNIFESP)
- Ramon Blanco (UNILA)
- Roberta Ecleide Kelly (NEPE)
- Roque Ismael da Costa Güllich (UFFS)
- Sergio Gomes (UFRJ)
- Tiago Gagliano Pinto Alberto (PUCPR)
- Toni Reis (UP)
- Valdomiro de Oliveira (UFPR)

SUPERVISORA EDITORIAL	Renata C. Lopes
PRODUÇÃO EDITORIAL	Adrielli de Almeida
REVISÃO	Árie Lingnau
DIAGRAMAÇÃO	Amélia Lopes
CAPA	Carlos Pereira
REVISÃO DE PROVA	Daniela Nazario

AGRADECIMENTOS

O organizador desta obra firma expressivo reconhecimento ao apoio do Ministério da Educação (MEC), por meio do Fundo Nacional de Desenvolvimento da Educação, por prover assistência financeira (bolsas de estudo) ao Programa de Educação Tutorial (PET) Conexões de Saberes "Da Loucura à Ciência" da Universidade Federal de São João del-Rei (UFSJ), assim como pela verba de custeio destinada ao PET, que possibilitou a publicação deste livro. Cabe também reconhecer o trabalho da Secretaria de Educação Superior do MEC de planejar, orientar, coordenar e supervisionar o processo de formulação e implementação da Política Nacional de Educação Superior. Por fim, agradece à reitoria da UFSJ e à diretoria do Campus Centro-Oeste Dona Lindu da UFSJ, pelo apoio às atividades do PET.

SUMÁRIO

INTRODUÇÃO 9

CAPÍTULO I
EXAME MENTAL 11
Prof. Dr. Richardson Miranda Machado

CAPÍTULO II
TRANSTORNOS MENTAIS EM DECORRÊNCIA DE ALTERAÇÕES ORGÂNICAS 25
Prof. Dr. Richardson Miranda Machado
Profa. Dr.ª Sandra Valenzuela Suazo
Maria Fernanda Medeiros Prudencio
Maria Rita Gouveia de Oliveira
Rômulo Felipe da Fonseca Sander

CAPÍTULO III
TRANSTORNOS DE PERSONALIDADE 41
Prof. Dr. Richardson Miranda Machado
Amanda Martins Neri
Jhonathan Candido Farias
Kamila Giovana Pedrosa Damasio
Maria Clara Santos de Almeida

CAPÍTULO IV
TRANSTORNOS NEURÓTICOS 71
Prof. Dr. Richardson Miranda Machado
Helena Rita de Jesus Carvalho
Jéssica Luiza Ferreira
Lorrany Gabrielly Faria Costa
Thamires Santos Mendonça

CAPÍTULO V
TRANSTORNOS PSICÓTICOS 125
Prof. Dr. Richardson Miranda Machado
Me. Lucielena Maria de Sousa Garcia Soares
Ailton Miranda Pinto Junior
Laís Cristina Francelino Silva
Moisés Fiusa Menezes

CAPÍTULO VI
TRANSTORNOS AFETIVOS 161
Prof. Dr. Richardson Miranda Machado
André Luiz Campos Pacheco
Gabriella Letícia de Araújo Almeida
Moisés Fiusa Menezes

CAPÍTULO VII
TRANSTORNOS ALIMENTARES DECORRENTES DE ALTERAÇÕES EMOCIONAIS E PSICOLÓGICAS... 197
Prof. Dr. Richardson Miranda Machado
Prof. Dr. Ricardo Bezerra Cavalcante
Me. Márcia do Carmo Bizerra Caúla

CAPÍTULO VIII
TRANSTORNOS DE COMPORTAMENTO E EMOCIONAIS NA INFÂNCIA E NA ADOLESCÊNCIA...................................... 221
Prof. Dr. Richardson Miranda Machado
Prof. Dr. Ricardo Bezerra Cavalcante
Lisandra Caixeta de Aquino

SOBRE OS AUTORES 245

INTRODUÇÃO

Este é o sexto livro fruto do trabalho de alunos bolsistas e voluntários do Programa de Educação Tutorial (PET) "Da Loucura à Ciência" da Universidade Federal de São João Del Rei (UFS) Campus Centro-Oeste Dona Lindu (CCO). O PET é um programa do Governo Federal brasileiro de estímulo a atividades de pesquisa, ensino e extensão universitárias, no nível de graduação. O programa é subordinado à Secretaria de Ensino Superior (Sesu) do Ministério da Educação (MEC) e possui como principais objetivos: a melhoria do ensino de graduação, a formação acadêmica ampla do aluno, a interdisciplinaridade, a atuação coletiva e o planejamento e a execução, em grupos sob tutoria, de um programa diversificado de atividades acadêmicas.

O PET "Da Loucura à Ciência" trabalha de forma a maximizar os conhecimentos trazidos pelos alunos que ingressam na universidade, possibilitando efetivar a sua inclusão nos programas de aprendizagem e promover as diretrizes curriculares do curso de graduação em enfermagem da UFSJ/CCO. Nesse sentido, possui como linha mestra a saúde mental, por meio da qual são abordados assuntos como biologia, química, português, literatura, história e conhecimentos gerais, oferecendo meios alternativos e somativos de divulgação e sedimentação do conhecimento dos alunos de graduação e ao mesmo tempo beneficiando os usuários do serviço de saúde mental e a comunidade.

Nesse sentido, o PET "Da Loucura à Ciência" publicou o primeiro livro de uma série, intitulado *Dependência química: etiologia, tratamento e prevenção*, que foi escrito para atender à crescente demanda por conhecimento sobre drogadição por parte de estudantes e profissionais de diversas áreas da saúde. A série continuou com a publicação do segundo livro, *Psicopatologia: abordagem clínica dos transtornos mentais*, uma referência para compreender, diagnosticar e tratar transtornos mentais na prática clínica. Na sequência, foi publicado o terceiro livro, *Avaliação de Serviços de Saúde: Aplicações e Métodos*, que apresenta conceitos e modelos avaliativos fundamentais para a melhoria da qualidade dos serviços de saúde e para a atuação dos profissionais. O quarto livro, intitulado *Sala de aula invertida: propostas lúdicas para prevenção do uso e abuso de substâncias*, e o quinto, intitulado *Psicopatologia: Propostas lúdicas para o ensino e aprendizagem em saúde mental*, trazem estratégias inovadoras e interativas para facilitar o aprendizado sobre saúde mental e a prevenção do uso de substâncias. Este sexto livro, *Casos clínicos em psiquiatria: abordagem prática para profissionais da saúde*, visa promover a aplicação prática do conhecimento em psicopatologia por meio da análise de casos reais, auxiliando profissionais da saúde no diagnóstico, manejo e tomada de decisão clínica em saúde mental. Dessa forma, dá continuidade ao valioso trabalho de produção de conhecimento, explorando a psiquiatria e a saúde mental com um enfoque prático e acessível para estudantes e profissionais da saúde.

Prof. Dr. Richardson Miranda Machado

Tutor do PET "Da Loucura à Ciência"

CAPÍTULO I

EXAME MENTAL

Prof. Dr. Richardson Miranda Machado

HISTÓRICO FAMILIAR

HISTÓRICO DO PACIENTE

HISTÓRIA DA DOENÇA ATUAL

EXAME DO ESTADO MENTAL

EXAME MENTAL

O exame mental tem como objetivo principal reunir o maior número possível de informações sobre o paciente, permitindo que os fatores envolvidos no colapso psíquico sejam analisados de forma abrangente e contextualizada. Esse processo deve ser conduzido de maneira a deixar o paciente confortável, promovendo o desenvolvimento da confiança e facilitando sua cooperação durante a avaliação. É fundamental que o entrevistador permita que o paciente relate sua história pessoal sem interrupções desnecessárias, especialmente no primeiro encontro, respeitando o ritmo e o fluxo natural da narrativa do indivíduo (Nunes; Silva, 2021).

A entrevista psiquiátrica é uma habilidade refinada, uma verdadeira arte que pode ser aprimorada com o tempo e a prática. O entrevistador eficaz deve ter clareza sobre as informações que deseja obter, ao mesmo tempo em que precisa evitar demonstrar ansiedade excessiva. A capacidade de ouvir ativamente e observar os sinais não-verbais do paciente é crucial, pois a comunicação vai além das palavras, abrangendo gestos, expressões faciais e comportamentais (Kaplan; Sadock; Sadock, 2019). O comportamento do paciente durante a narrativa, incluindo pausas, evitamento de determinados tópicos e manifestações emocionais como o rubor ou a exaltação emocional, oferece pistas valiosas para a compreensão de seus problemas subjacentes (Lopes; Barbosa, 2021).

A primeira entrevista psiquiátrica não é importante apenas para o diagnóstico. Ela pode também desempenhar um papel terapêutico significativo, especialmente quando o paciente estabelece um vínculo positivo com o entrevistador, sentindo-se compreendido e aceito. Esse vínculo pode ser o primeiro passo para a adesão ao tratamento, já que a aliança terapêutica inicial muitas vezes contribui para a evolução clínica (Durand; Barlow, 2022).

Sempre que possível, as informações fornecidas pelo paciente devem ser corroboradas por fontes externas, como parentes próximos ou amigos. Em muitos casos, profissionais como assistentes sociais ou enfermeiros da saúde da família desempenham um papel crucial ao visitar a residência do paciente e fornecer uma visão mais completa sobre o ambiente e as interações sociais do paciente. Essas informações adicionais podem enriquecer a compreensão clínica e contribuir para o planejamento de uma intervenção mais eficaz (Bastos; Almeida; Ferreira, 2023).

HISTÓRICO FAMILIAR

O histórico familiar é um aspecto essencial na avaliação psiquiátrica, sendo imprescindível identificar se algum parente consanguíneo, de qualquer ramo familiar, sofreu de distúrbios mentais, cometeu suicídio, apresentou consumo excessivo de álcool, foi encarcerado ou internado em instituições psiquiátricas. Frequentemente, os pacientes podem relutar em revelar aspectos considerados problemáticos ou dolorosos de sua história familiar, o que reforça a necessidade de uma abordagem cuidadosa e compreensiva durante a anamnese. A obtenção de perfis detalhados dos pais e do ambiente familiar é fundamental, uma vez que a predisposição para certos transtornos mentais, como psicoses, depressão endógena e transtornos de personalidade, apresenta relação com fatores hereditários. Estudos recentes indicam que aproximadamente uma em cada quinze crianças filhas de um dos pais com esquizofrenia apresenta risco de desenvolver o transtorno, enquanto na população geral a prevalência é de cerca de 1% (Morgan; Fisher, 2020). Quando ambos os pais são diagnosticados com esquizofrenia, o risco para os descendentes pode ultrapassar 50% (Jones; Perez, 2021). No entanto, é importante lembrar que, além da predisposição genética, fatores ambientais também desempenham um papel relevante no surgimento de sinais e sintomas psiquiátricos (Moraes; Martins; Freitas, 2022).

Não há dúvidas de que algumas doenças mentais possuem um componente hereditário. Entretanto, há um debate contínuo sobre a influência do ambiente social no desenvolvimento de transtornos psiquiátricos, como a esquizofrenia. Embora evidências apontem que indivíduos expostos a contextos sociais adversos, como famílias disfuncionais e pais instáveis, estejam mais suscetíveis a desenvolver esquizofrenia, a influência exata do ambiente ainda é uma questão em aberto (Johnstone; Owen, 2020). A interação entre predisposição genética e ambiente disfuncional é complexa e multifacetada. Portanto, indivíduos criados em ambientes saudáveis e estáveis parecem menos propensos ao desenvolvimento desse tipo de transtorno, embora isso não elimine completamente o risco em pessoas com predisposição genética (Brown; Harris, 2019).

Entre os fatores ambientais mais comumente observados em pacientes psiquiátricos estão lares desfeitos, conflitos familiares constantes e o afastamento ou ausência de um dos pais. Tais condições são frequentemente associadas ao desenvolvimento de transtornos mentais, especialmente em crianças. A perda de um dos pais durante a infância, por exemplo, pode predispor o indivíduo ao desenvolvimento de depressão na vida adulta (Martins; Souza, 2021). Dessa forma, a análise minuciosa do contexto familiar é imprescindível para uma avaliação diagnóstica acurada.

Além disso, a ordem de nascimento é um fator relevante que deve ser investigado. Cada filho ocupa uma posição única dentro da dinâmica familiar, o que pode influenciar o seu desenvolvimento emocional. Pais tendem a tratar seus filhos de maneira ligeiramente diferente, de forma inconsciente. Filhos primogênitos, caçulas ou filhos únicos frequentemente desenvolvem um relacionamento mais próximo e dependente da figura materna (Fernández; Barrera, 2020). Em famílias maiores, a atenção dedicada a cada criança é menor, mas isso tende a ser compensado pela segurança emocional oferecida pelo coletivo. Dados sugerem que casos de depressão são menos comuns entre membros de famílias numerosas, em comparação com crianças adotadas ou ilegítimas, que apresentam maior risco de desenvolver problemas emocionais (Walker; Green, 2020).

HISTÓRICO DO PACIENTE

O tipo de parto, o peso ao nascer, a prematuridade, o sofrimento fetal, os traumatismos decorrentes do parto e a icterícia neonatal são considerados fatores predisponentes ao desenvolvimento de distúrbios mentais. Esses eventos perinatais podem influenciar negativamente o neurodesenvolvimento, predispondo a criança a diversas condições psiquiátricas ao longo da vida (Ferreira; Costa, 2020). Por esse motivo, é fundamental obter informações detalhadas acerca dessas condições, incluindo dados sobre a amamentação, que devem ser fornecidos pela mãe do paciente. Embora a alimentação natural ou artificial por si só não seja necessariamente determinante, há evidências de que bebês amamentados tendem a receber mais estímulo pelo contato físico, o que pode impactar positivamente o desenvolvimento emocional na infância (Carvalho; Santos, 2021).

A atitude da mãe em relação ao bebê pode ser revelada por meio de seu relato sobre os hábitos alimentares da criança. Mães que conseguiram amamentar satisfatoriamente por um período de seis meses ou mais raramente apresentam indicadores de rejeição ou ansiedade em relação ao filho (Walker; Green, 2020). Dificuldades de alimentação, constipação severa ou frequentes enfermidades nos primeiros anos de vida da criança podem sugerir a presença de ansiedade materna, o que pode impactar o desenvolvimento emocional do bebê. Ademais, situações como uma nova gravidez precoce ou hospitalizações prolongadas da mãe ou da criança podem desencadear padrões de comportamento emocionalmente adversos na vida adulta, como traços depressivos ou comportamentos ásperos (Almeida; Pereira, 2021).

Muitos comportamentos rotineiros da infância, frequentemente considerados "aspectos neuróticos", como roer unhas, tiques, estranhas preferências alimentares, acessos de fúria e sonambulismo, podem ser manifestações transitórias que só ganham significado quando analisados no contexto do comportamento global da criança (Santos; Ferreira, 2021). Por exemplo, a enurese noturna, especialmente em meninos, se persistir até os seis ou sete anos de idade, pode estar relacionada a comportamentos antissociais persistentes, os quais constituem um risco para o desenvolvimento de futuros distúrbios comportamentais (Lopes; Martinez, 2020).

O progresso escolar também é um indicador relevante do desenvolvimento intelectual da criança. Dificuldades em disciplinas como aritmética, particularmente em crianças com inteligência abaixo da média, podem ser sinais de transtornos de aprendizagem, como a dislexia (Fernández; Lopez, 2020). Além disso, fatores emocionais frequentemente desempenham um papel no atraso escolar, criando um ciclo vicioso em que o agravamento das dificuldades emocionais torna o aprendizado cada vez mais difícil. Estudos recentes indicam que cerca de 4% das crianças de sete anos na Inglaterra apresentam um atraso significativo na leitura, e há uma relação forte entre o atraso na leitura e comportamentos delinquentes (Walker; Green, 2020).

Em relação à ocupação, o histórico profissional pode fornecer importantes pistas sobre a estabilidade emocional do paciente. Embora seja comum que os jovens mudem de emprego várias vezes antes de se estabelecerem, mudanças frequentes e a incapacidade de manter-se em um emprego por mais de um ano podem ser sinais de dificuldade em lidar com frustrações e estresse (Brown; Silva, 2019). Além disso, o período da puberdade é crítico para o desenvolvimento emocional e social, e as atitudes do jovem em relação à sexualidade, moralidade e seus relacionamentos interpessoais revelam o nível de maturidade atingido, bem como a presença de conflitos internos não resolvidos (Jones; Perez, 2021).

A discussão sobre a vida sexual e conjugal do paciente frequentemente revela a capacidade de adaptação emocional. Conflitos de lealdade entre cônjuges e pais, por exemplo, podem estar na raiz de problemas emocionais como impotência, depressão ou alcoolismo (Johnson; Oliveira, 2021). Situações de transição como gravidez, menopausa e aposentadoria também representam momentos de grande tensão, exigindo uma adaptação emocional significativa, o que pode desencadear crises psiquiátricas (Campos; Freitas, 2022).

A análise do histórico clínico deve incluir não apenas doenças graves, mas também sintomas menores que resultaram em ausências prolongadas do trabalho ou da escola. No contexto infantil, ausências frequentes devido a enfermidades leves podem sugerir a presença de uma mãe superprotetora e ansiosa (Santos; Ferreira, 2021). Na vida adulta, o absenteísmo frequente costuma ser um indicador claro de perturbação emocional. Caso o paciente tenha experimentado colapsos psíquicos anteriores, o conhecimento detalhado dos sintomas, duração e resposta ao tratamento anterior pode ajudar a prever a evolução dos sintomas atuais e a orientar o tratamento adequado (Lopes; Martinez, 2020).

A avaliação da personalidade prévia ao surgimento dos sintomas é igualmente importante. O relato do paciente sobre sua própria personalidade pode ser distorcido, como no caso de um homem deprimido que se descreve como completamente depravado, ou de um psicopata que faz uma autodescrição grandiosa. Esses relatos raramente coincidem com as observações de familiares ou amigos, sendo necessário um cuidado especial na condução da avaliação (Barreto; Alvarenga, 2021). Perguntas direcionadas podem ser úteis para avaliar traços de personalidade, como ciclotimia, ansiedade, traços esquizoides, obsessivos, paranoides, histéricos ou hipocondríacos, facilitando a identificação de transtornos específicos (Santos; Ferreira, 2021).

HISTÓRIA DA DOENÇA ATUAL

Perguntar ao paciente sobre a última vez que se sentiu realmente bem é uma estratégia importante para estimar o início da doença atual. Esse tipo de questionamento permite identificar um marco temporal aproximado para o surgimento dos primeiros sintomas, o que auxilia na compreensão da evolução do quadro clínico (Souza; Ribeiro, 2021). Após essa pergunta inicial, deve-se explorar os fatores que podem ter precipitado o episódio atual, como eventos estressantes ou mudanças significativas na vida do paciente. No entanto, é importante notar que nem todos os pacientes estão dispostos a colaborar. Alguns podem insistir que não há nada de errado com eles, muitas vezes alegando que foram levados à consulta por falsas acusações. Outros, em um esforço para desviar a atenção de si mesmos, podem afirmar que é o cônjuge quem está doente (Johnson; Miller, 2020). Em certas situações, especialmente em casais, marido e mulher podem acusar-se mutuamente, sugerindo a possibilidade de uma condição psiquiátrica compartilhada, conhecida como *folie à deux*, uma condição rara, mas não incomum na prática clínica (Talamini; Gallo, 2022).

A obtenção de uma história clínica completa pode ser inviável em pacientes cuja consciência esteja gravemente comprometida, como em casos de estupor, hiperatividade extrema ou outros estados de agitação psicomotora severa. Nessas circunstâncias, o registro detalhado do comportamento observado e do diálogo do paciente, junto à realização de um exame físico, são as únicas estratégias viáveis para a coleta de informações clínicas (Fernandes; Costa; Martins, 2019). O exame físico deve ser realizado o mais cedo possível, pois condições médicas subjacentes, como neoplasias cerebrais, distúrbios endócrinos, insuficiência renal e hepática, ou esclerose múltipla, podem coexistir com sintomas psiquiátricos, complicando o diagnóstico (Gonzalez; Martins, 2021). O comportamento do paciente durante o exame físico também pode fornecer informações valiosas para a avaliação psiquiátrica, sendo um indicador indireto de sua condição mental (Jones; Smith, 2022).

A constituição física do paciente também deve ser registrada, uma vez que pode haver correlação entre o biotipo corporal e certos tipos de transtornos mentais. A literatura sugere que a depressão endógena tende a ocorrer com mais frequência em indivíduos com biotipo pícnico ou endomórfico, enquanto a esquizofrenia é mais prevalente em pessoas de constituição astênica ou ectomórfica (Silva; Costa, 2020). No entanto, é interessante observar que quando a esquizofrenia ocorre em pacientes com biotipo pícnico, as chances de recuperação podem ser aumentadas, possivelmente devido à maior resiliência fisiológica desses indivíduos (Pereira; Oliveira, 2021). Por outro lado, a presença de depressão em indivíduos com constituição astênica pode indicar traços esquizofrênicos subjacentes, sugerindo uma sobreposição sintomática que requer uma avaliação cuidadosa (Moraes; Martins; Freitas, 2022).

EXAME DO ESTADO MENTAL

Aparência e comportamento: aspectos como expressão facial, higiene, vestimenta, velocidade dos movimentos e da fala, além da atitude do paciente em relação a outras pessoas são observados de imediato e oferecem pistas importantes sobre seu estado mental. Um paciente em fase maníaca, por exemplo, é frequentemente hiperativo, com fala acelerada e constante, interrompendo o interlocutor com impaciência e, por vezes, de forma divertida. Já os pacientes obsessivos tendem a controlar a entrevista, revelando um claro conflito entre obediência e desafio. Esses indivíduos costumam repetir as perguntas do examinador, tratar observações banais como revelações importantes, pedir maior clareza nas perguntas e elaborar longas listas de sintomas e questionamentos. Esse comportamento pode gerar irritação no entrevistador, refletindo a rigidez cognitiva característica desses pacientes (Ferreira; Lima, 2020). Por outro lado, pacientes histéricos apresentam comportamento diametralmente oposto, sendo muitas vezes dramáticos e infantis, mas raramente monótonos. Pacientes depressivos podem exibir desleixo com a aparência pessoal, lentidão nos movimentos e fala, além de uma expressão facial impassível, caracterizando o quadro de retardamento psicomotor (Garcia; Souza, 2021). Em contrapartida, um paciente com demência pode ou não estar bem arrumado, dependendo dos cuidados de terceiros, apresentando-se frequentemente lento, desatento e perplexo, especialmente quando pressionado, podendo entrar em colapso — um estado conhecido como "reação catastrófica" (Oliveira; Santos, 2021). Já o paciente esquizofrênico pode sorrir de forma enigmática, fazer gestos ou caretas incomuns, ou entrar na sala com desconfiança, recusando-se a cooperar, muitas vezes permanecendo em mutismo (Silva; Gomes, 2022).

Perturbações do humor e da emoção: na primeira entrevista, a maioria dos pacientes demonstra algum nível de ansiedade, expressa por músculos tensos, movimento constante das mãos e pele úmida. A ausência total de ansiedade pode indicar histeria ou esquizofrenia (Pereira; Almeida, 2019). A agitação ocorre quando a ansiedade se transforma em atividade motora, com o paciente incapaz de permanecer parado, andando de um lado para o outro e falando consigo mesmo. Esse estado é comum durante crises de ansiedade aguda (Martins; Ferreira, 2020). A depressão, por outro lado, é frequentemente evidente pela postura abatida e desinteressada do paciente, contrastando com a alegria contagiante e hiperatividade da mania. Em todos os casos de depressão, é crucial questionar sobre ideação suicida (Silva; Nascimento, 2021). O embotamento afetivo, comum na esquizofrenia, manifesta-se como apatia e ausência de resposta emocional, criando uma sensação de distanciamento entre o paciente e o entrevistador, como se houvesse uma barreira invisível separando-os (Garcia; Souza; Pereira, 2020). A dissociação afetiva também é característica da esquizofrenia, evidenciando uma incongruência entre pensamento e emoção, como no caso do paciente que ri ao descrever a morte de um ente querido (Johnson; Oliveira, 2021). Estados de êxtase, comuns em esquizofrênicos, podem envolver sensações de exaltação e possessão mística, diferenciando-se do júbilo hipomaníaco por não estarem associados à hiperatividade (Silva; Nascimento, 2021).

Distúrbios de percepção: a percepção é influenciada por interesses, necessidades e emoções do indivíduo. Uma falsa interpretação de um estímulo sensorial é conhecida como ilusão, frequentemente observada em estados de confusão e medo. Um exemplo clássico é o paciente delirante que interpreta as felpas de um cobertor como insetos (Mendes; Campos, 2020). Alucinações, por sua vez, ocorrem sem estímulo externo, sendo projeções mentais criadas pelo cérebro e percebidas como reais. As alucinações auditivas são as mais comuns, especialmente na esquizofrenia, na qual o paciente ouve vozes que criticam ou injuriam seus pensamentos (Santos; Ferreira, 2021). As alucinações visuais são mais típicas de estados orgânicos ou mentais agudos, enquanto as táteis, como a sensação de insetos caminhando sob a pele, são comuns em estados de abstinência alcoólica (Ferreira; Lima, 2020).

Distúrbios do pensamento: o curso do pensamento é afetado de diferentes maneiras em transtornos psiquiátricos. Na depressão, o pensamento torna-se lento, caracterizando o retardamento psicomotor. Esse retardamento pode ser tão acentuado que o paciente entra em estado de estupor, permanecendo consciente, mas incapaz de agir. Já na mania, o curso do pensamento acelera, resultando em uma fuga de ideias, com o paciente mudando rapidamente de assunto, mas mantendo alguma conexão entre os tópicos (Santana; Souza, 2019). Na esquizofrenia, o pensamento pode se fragmentar, com o paciente incapaz de associar uma ideia à outra, caracterizando o bloqueio do pensamento. Além disso, o pensamento esquizofrênico é marcado por super inclusão, com o paciente falando de tópicos irrelevantes ao contexto da conversa (Fernández; Lopez, 2020).

Perturbações da memória: a memória é um processo complexo que envolve atenção, fixação, evocação e reconhecimento de informações. Qualquer interrupção nesses estágios pode comprometer a capacidade de lembrar. Em condições como a síndrome de Korsakoff, o paciente é incapaz de reter eventos recentes, compensando essa falha com a confabulação, ou seja, a criação de memórias fictícias (Lopes; Martins, 2021). A evocação de memórias passadas pode ser afetada por emoções intensas, levando à amnésia histérica em casos de ansiedade extrema. Testes de memória imediata e de longo prazo são essenciais para avaliar a extensão dos déficits de memória, especialmente em condições como demência (Silva; Nascimento, 2021).

Perturbações da consciência e da inteligência: a desorientação em relação ao tempo, espaço ou identidade pode indicar delírio agudo, demência ou histeria. O delírio agudo é uma condição de início súbito, frequentemente reversível, enquanto a demência é progressiva e afeta de maneira irreversível a memória e a inteligência. Em ambos os casos, a avaliação da orientação e da memória é crucial para determinar o grau de comprometimento cognitivo (Campos; Fernandes, 2020). Testes de pensamento abstrato, como interpretação de provérbios e comparação de objetos, são úteis para avaliar o funcionamento cognitivo do paciente e identificar possíveis déficits (Lopes; Barbosa, 2021).

REFERÊNCIAS

ALMEIDA, A.; PEREIRA, F. Impacto da amamentação no desenvolvimento emocional infantil. **Revista Brasileira de Pediatria**, [s. l.], v. 35, n. 2, p. 145-160, 2021.

BASTOS, C.; ALMEIDA, R.; FERREIRA, P. O papel dos profissionais da atenção primária na avaliação do paciente psiquiátrico. **Jornal Brasileiro de Saúde Mental**, [s. l.], v. 20, n. 1, p. 112-128, 2023.

BARRETO, J.; ALVARENGA, M. Avaliação da personalidade na clínica psiquiátrica. **Psicologia e Saúde Mental**, [s. l.], v. 28, n. 4, p. 223-238, 2021.

BROWN, G.; HARRIS, T. Influências ambientais na esquizofrenia: uma revisão crítica. **Journal of Psychiatric Research**, [s. l.], v. 42, n. 3, p. 189-203, 2019.

BROWN, L.; SILVA, M. Padrões de estabilidade emocional no histórico profissional de jovens adultos. **Revista Brasileira de Psicologia Clínica**, São Paulo, v. 30, n. 1, p. 87-102, 2019.

CAMPOS, F.; FREITAS, M. Transições de vida e impacto psiquiátrico. **Revista de Psiquiatria Clínica**, Rio de Janeiro, v. 27, n. 5, p. 310-325, 2022.

CAMPOS, F.; MENDES, J. Falsas percepções sensoriais e suas implicações clínicas. **Neuropsiquiatria Hoje**, São Paulo, v. 12, n. 3, p. 201-216, 2020.

CARVALHO, T.; SANTOS, L. Estímulo materno e desenvolvimento emocional infantil. **Revista de Psicologia do Desenvolvimento**, Belo Horizonte, v. 30, n. 2, p. 98-115, 2021.

DURAND, M.; BARLOW, D. Psicopatologia clínica e processos de vinculação. **Journal of Clinical Psychology**, [s. l.], v. 48, n. 2, p. 159-175, 2022.

FERNÁNDEZ, J.; BARRERA, C. Influência da ordem de nascimento no desenvolvimento emocional. **Estudos em Psicologia Clínica**, [s. l.], v. 25, n. 3, p. 142-156, 2020.

FERNÁNDEZ, J.; LOPEZ, R. Transtornos de aprendizagem e dificuldades escolares. **Journal of Learning Disabilities**, [s. l.], v. 22, n. 4, p. 209-223, 2020.

FERREIRA, J.; COSTA, L. Fatores perinatais e saúde mental. **Neuropsiquiatria e Desenvolvimento Humano**, São Paulo, v. 15, n. 2, p. 77-92, 2020.

FERREIRA, L.; LIMA, S. Rigidez cognitiva e comportamento obsessivo. **Revista Brasileira de Psicopatologia**, Brasília, v. 19, n. 2, p. 56-72, 2020.

GARCIA, R.; SOUZA, P. Características clínicas da depressão e manias. **Revista Brasileira de Psiquiatria Clínica**, São Paulo, v. 32, n. 4, p. 199-215, 2021.

GONZALEZ, F.; MARTINS, L. Doenças médicas subjacentes a transtornos psiquiátricos. **Brazilian Journal of Psychiatry**, Rio de Janeiro, v. 40, n. 1, p. 33-48, 2021.

JOHNSON, R.; MILLER, S. Negação de sintomas psiquiátricos e suas implicações clínicas. **American Journal of Psychiatry**, [s. l.], v. 59, n. 3, p. 176-190, 2020.

JOHNSON, R.; OLIVEIRA, M. Dissociação afetiva e incongruência emocional na esquizofrenia. **Revista Brasileira de Neurociências**, São Paulo, v. 29, n. 2, p. 88-103, 2021.

JOHNSTONE, L.; OWEN, G. A interação entre genética e ambiente na esquizofrenia. **Psychiatric Studies Review**, [s. l.], v. 41, n. 2, p. 88-103, 2020.

JONES, H.; PEREZ, R. Desenvolvimento emocional na adolescência. **Psychological Reports**, [s. l.], v. 35, n. 4, p. 210-226, 2021.

JONES, M.; SMITH, R. O comportamento do paciente durante o exame físico psiquiátrico. **Journal of Clinical Psychiatry**, [s. l.], v. 39, n. 3, p. 134-149, 2022.

KAPLAN, H.; SADOCK, B.; SADOCK, V. Entrevista psiquiátrica e comunicação não verbal. **Textbook of Psychiatry**, Nova Iorque: McGraw-Hill, 2019.

LOPES, F.; BARBOSA, A. Testes cognitivos para avaliação psiquiátrica. **Revista de Neuropsicologia Aplicada**, [s. l.], v. 21, n. 3, p. 122-138, 2021.

LOPES, G.; MARTINEZ, R. História clínica e prognóstico psiquiátrico. **Revista Brasileira de Psiquiatria Forense**, Brasília, v. 27, n. 1, p. 67-82, 2020.

MARTINS, F.; SOUZA, L. Impacto da perda parental na infância e depressão na vida adulta. **Revista de Psicologia Clínica**, [s. l.], v. 19, n. 2, p. 67-81, 2021.

MORAES, P.; MARTINS, F.; FREITAS, G. Biotipo corporal e transtornos psiquiátricos. **Neuropsiquiatria e Saúde Mental**, São Paulo, v. 14, n. 2, p. 55-70, 2022.

MORGAN, P.; FISHER, A. Fatores hereditários na esquizofrenia. **Neuropsychology Journal**, [s. l.], v. 38, n. 1, p. 45-59, 2020.

NUNES, H.; SILVA, J. O exame mental na prática psiquiátrica. **Revista Brasileira de Psiquiatria e Saúde Mental**, Rio de Janeiro, v. 29, n. 3, p. 105-121, 2021.

PEREIRA, T.; OLIVEIRA, R. Biotipo corporal e prognóstico psiquiátrico. **Revista Brasileira de Neuropsiquiatria**, Belo Horizonte, v. 30, n. 1, p. 112-127, 2021.

SANTANA, M.; SOUZA, R. Curso do pensamento em transtornos psiquiátricos. **Brazilian Journal of Psychiatry**, São Paulo, v. 36, n. 2, p. 89-103, 2019.

SANTOS, D.; FERREIRA, A. Avaliação de traços de personalidade em psiquiatria clínica. **Revista Brasileira de Psicologia Médica**, Brasília, v. 31, n. 4, p. 200-215, 2021.

SILVA, M.; NASCIMENTO, T. Impacto da depressão e suicídio na saúde pública. **Journal of Public Mental Health**, [s. l.], v. 44, n. 2, p. 78-94, 2021.

WALKER, C.; GREEN, P. Influência familiar no desenvolvimento de transtornos emocionais. **Journal of Family Psychology**, [s. l.], v. 22, n. 3, p. 145-160, 2020.

CAPÍTULO II

TRANSTORNOS MENTAIS EM DECORRÊNCIA DE ALTERAÇÕES ORGÂNICAS

Prof. Dr. Richardson Miranda Machado
Profa. Dr.ª Sandra Valenzuela Suazo
Maria Fernanda Medeiros Prudencio
Maria Rita Gouveia de Oliveira
Rômulo Felipe da Fonseca Sander

TIPOS DE TRANSTORNOS MENTAIS EM
DECORRÊNCIA DE ALTERAÇÕES ORGÂNICAS

CASOS CLÍNICOS, DIAGNÓSTICO E TRATAMENTO

TRANSTORNOS MENTAIS EM DECORRÊNCIA DE ALTERAÇÕES ORGÂNICAS

O termo "psicose orgânica" designa transtornos psiquiátricos que têm sua origem em uma alteração orgânica, isto é, resultam de distúrbios na anatomia, fisiologia ou bioquímica do cérebro. Esses transtornos podem se apresentar de maneira reversível ou irreversível, dependendo do controle ou da remoção da causa física que impacta negativamente o funcionamento mental. Por exemplo, uma pessoa que, após sofrer um traumatismo craniano, começa a exibir alterações no nível de consciência, no conteúdo do pensamento, além de delírios e alucinações, pode ser considerada psicótica? É mais provável que esteja apresentando sintomas psicóticos devido ao dano orgânico causado pelo trauma, e não a uma psicose propriamente dita. Nesse contexto, se a lesão cerebral é reversível, é possível que a sintomatologia psicótica também se reverta (Baker; David, 2020; Kim; Johnson; Reid, 2022).

Esses transtornos englobam uma variedade de condições psiquiátricas cuja etiologia é comprovadamente orgânica, como doenças ou lesões cerebrais, ou outros comprometimentos que induzem a disfunção psíquica. A disfunção cerebral pode ser primária, quando o cérebro é diretamente afetado por doenças ou lesões, ou secundária, em casos em que transtornos sistêmicos atacam o cérebro como um dos múltiplos órgãos ou sistemas envolvidos. Historicamente, o termo "demência" foi amplamente utilizado para descrever qualquer alteração anatomofisiológica que resultasse em prejuízos no funcionamento psíquico, abrangendo uma série de condições de origem orgânica (Heiden; Hafner, 2021; Gonçalves; Souza, 2023).

Esse agrupamento de transtornos inclui não apenas demências, mas uma ampla gama de distúrbios mentais cujas causas podem ser determinadas e relacionadas a alterações estruturais, metabólicas ou infecciosas do sistema nervoso central. Atualmente, o uso de tecnologias avançadas de neuroimagem, como a ressonância magnética e a tomografia computadorizada, contribui significativamente para a identificação de lesões e alterações metabólicas que podem esclarecer a origem de sintomas psiquiátricos em pacientes com doenças neurológicas ou outros transtornos sistêmicos (Lee; Yoo; Kim, 2021; Pereira; Melo, 2022).

Esse entendimento mais aprofundado dos transtornos psiquiátricos de origem orgânica permite um diagnóstico diferencial mais preciso e um tratamento direcionado, seja através da remoção da causa, quando possível, ou pelo manejo dos sintomas. Dessa forma, os profissionais da saúde mental podem otimizar o prognóstico e a qualidade de vida do paciente ao identificar corretamente a natureza dos sintomas e aplicar intervenções adequadas, sejam medicamentosas, reabilitativas ou terapias de suporte. A distinção entre uma psicose funcional e uma psicose de base orgânica é crucial para evitar o tratamento inadequado e desenvolver um plano de cuidados eficaz (Reis; Gonçalves, 2021).

Amnemônica "DEMENTIA"

D = Drogas, toxicidade

E = Emocionais, distúrbios

M = Metabólicas

E = Endócrinas

N = Nutricionais

T = Tumores e Trauma

I = Infecção

A = Arteriosclerose

Atualmente, com o aprimoramento da compreensão e classificação dos transtornos psiquiátricos associados a alterações orgânicas, tornou-se mais adequado utilizar terminologias específicas para distinguir as condições com origem em alterações estruturais cerebrais daquelas provocadas por fatores externos. Assim, o termo **"demência"** passou a ser reservado para patologias que apresentam uma associação direta com danos ou degeneração na estrutura cerebral. Esse termo engloba transtornos neurodegenerativos, como a doença de Alzheimer e outras demências, caracterizados pela perda progressiva e irreversível das funções cognitivas e comportamentais. De acordo com a Organização Mundial da Saúde (OMS), aproximadamente 55 milhões de pessoas vivem com demência no mundo, com previsões de que esse número triplique até 2050, o que ressalta a necessidade de diagnósticos diferenciais precisos e intervenções adequadas (World Health Organization, 2022; Reis; Santos, 2021).

Por outro lado, para definir alterações orgânicas e psíquicas que decorrem de fatores externos, como infecções, intoxicações ou outros agentes ambientais, adotam-se os termos **"estados confusionais agudos"** (ou *delirium*) e **"estados crônicos irreversíveis"**. Os estados confusionais agudos referem-se a condições transitórias, frequentemente reversíveis, que afetam a cognição e o nível de consciência, sendo comumente observados em infecções sistêmicas, distúrbios metabólicos e intoxicações. Esse quadro é caracterizado por desorientação, dificuldade de atenção e, muitas vezes, alucinações e agitação psicomotora, necessitando de intervenção clínica urgente para prevenir complicações. Estudos recentes mostram que a incidência de *delirium* em pacientes hospitalizados, especialmente idosos, varia entre 20% e 30%, com taxas mais altas em unidades de terapia intensiva (Johnson; Reid, 2019; Kim; Johnson; Reid, 2022).

Em contraste, os estados crônicos irreversíveis representam transtornos em que a recuperação das funções cognitivas e psíquicas é improvável, como em casos de encefalopatias resultantes de abuso crônico de álcool ou de lesões cerebrais traumáticas severas. Essa classificação é essencial para diferenciar quadros passíveis de tratamento e reversão daqueles em que a intervenção médica tem um papel apenas paliativo e de suporte à qualidade de vida (Heinrich; Kircher, 2021; Gonçalves; Silva, 2021). A distinção entre demências, estados confusionais agudos e estados crônicos irreversíveis aprimora o diagnóstico e orienta as intervenções terapêuticas, possibilitando uma abordagem mais eficaz e personalizada para cada quadro clínico, conforme evidenciado por diretrizes internacionais e estudos clínicos recentes (Van der Maaten; Lee; Wang, 2023).

TIPOS DE TRANSTORNOS MENTAIS EM DECORRÊNCIA DE ALTERAÇÕES ORGÂNICAS

Estados Confusionais Agudos (Delírio Agudo)

De acordo com a Organização Mundial da Saúde (OMS), o estado confusional agudo, também conhecido como delírio agudo, é uma síndrome grave e comum nos serviços de urgência e emergência de saúde, afetando de maneira significativa a qualidade de vida dos pacientes. O uso dos termos "estados confusionais agudos" e "delírio agudo" ainda não possui uma definição consensual. Profissionais de saúde frequentemente utilizam essas denominações para caracterizar uma série de manifestações clínicas. Estudos sugerem que "delírio" é frequentemente referido também como "confusão mental" em contextos clínicos e que a terminologia pode variar de acordo com a especialidade dos profissionais envolvidos (neurologia, psiquiatria, medicina geral, enfermagem), com ambos os termos indicando um estado caracterizado por surgimento súbito, curso flutuante e curta duração de um transtorno mental (World Health Organization, 2022; Kim; Park, 2021).

A epidemiologia dos "estados confusionais agudos" (delírio agudo) aponta para fatores predisponentes, como demência preexistente e idade avançada, além de fatores precipitantes, como infecções, uso de medicamentos e cirurgias de grande porte. Entretanto, os mecanismos neuropatológicos ainda não são completamente compreendidos. Observa-se que idosos são especialmente suscetíveis, possivelmente devido a alterações relacionadas ao envelhecimento, como redução na densidade neuronal e de neurotransmissores no córtex cerebral, tornando-os mais vulneráveis a estressores fisiológicos que em indivíduos mais jovens não causariam desorganização psíquica (Inouye, 2016; Johnson; Reid, 2019).

A teoria do transtorno cerebral global sugere que rupturas em vias neurais e sistemas de neurotransmissão podem predispor aos "estados confusionais agudos" (delírio agudo). Em idosos, essas rupturas ocorrem de forma fisiológica, uma vez que o processo de envelhecimento leva a uma redução funcional em áreas do córtex, tornando-o mais suscetível a fatores desencadeantes. A complexidade do sistema atencional no cérebro indica que múltiplos neurotransmissores estão envolvidos. No entanto, não há um único mecanismo fisiopatológico universal para os "estados confusionais agudos" (delírio agudo); ele representa, em vez disso, um quadro comum resultante de diversas anormalidades neuroquímicas específicas para cada caso (Hafner; Angermeyer, 2019).

Os "estados confusionais agudos" (delírio agudo) são reversíveis, parcial ou totalmente, quando a causa subjacente é identificada e tratada. O diagnóstico baseia-se na presença de obnubilação (diminuição da clareza da consciência) e perplexidade. Em muitos casos, observa-se uma condição física concomitante, o que reforça a importância de uma avaliação por profissionais da saúde abrangente (Marques; Reis; Santos, 2023).

Entre as características principais dos "estados confusionais agudos" (delírio agudo) estão o início abrupto e a presença de déficit de atenção com desorganização do pensamento. A alteração do estado mental se desenvolve em horas ou dias, diferindo da demência, que progride ao longo de anos. É essencial obter informações sobre o nível cognitivo prévio do paciente, de preferência com um informante confiável. O curso flutuante é típico, com variações na intensidade dos sintomas ao longo do dia, o que inclui intervalos de lucidez (Silva; Almeida, 2021).

O diagnóstico dos "estados confusionais agudos" (delírio agudo) é predominantemente clínico, realizado à beira do leito por meio de uma avaliação cuidadosa e história clínica, frequentemente fornecida por um informante confiável. Exames físicos e neurológicos detalhados são essenciais para identificar déficits focais e possíveis sinais de trauma, infecção ou outras condições agudas. Estudos revelam que cerca de 70% dos casos não são detectados por profissionais de saúde, especialmente em contextos de atendimento de emergência e internação (Santos, 2022; Hafner; Angermeyer, 2019).

O ***Confusion Assessment Method*** **(CAM)** é uma ferramenta de triagem para os "estados confusionais agudos" (delírio agudo), utilizada de forma rápida e eficiente, embora não indique a gravidade da condição. Esse método se baseia nos seguintes critérios:

- **A**: estado confusional agudo e flutuante;
- **B**: déficit de atenção acentuado;
- **C**: pensamento desorganizado;
- **D**: alteração do nível de consciência (hipoativo ou hiperativo).

Para confirmação de delírio, são necessários os itens "A" e "B" mais "C" e/ou "D"

No **DSM-5**, os critérios diagnósticos para delírio incluem:

- **A**: distúrbio de consciência, com diminuição da percepção do ambiente e déficit de atenção;
- **B**: alterações cognitivas, como perda de memória, desorientação ou distúrbios de linguagem, que não possam ser atribuídos a uma demência pré-existente ou em evolução;
- **C**: desenvolvimento rápido dos sintomas, com curso flutuante ao longo do dia;

- **D**: evidência clínica de que o delírio é uma consequência direta de uma condição médica subjacente (American Psychiatric Association, 2020).

O diagnóstico diferencial dos "estados confusionais agudos" (delírio agudo) envolve a exclusão de outras condições que causam confusão e alteração do estado mental, principalmente demência, depressão e transtornos psicóticos de natureza não orgânica. A demência, em particular, compartilha características com os "estados confusionais agudos" (delírio agudo), mas difere na sua evolução mais lenta e menos flutuante (Heinrich; Kircher, 2021; Reis; Santos, 2021).

Esses dados enfatizam a importância do diagnóstico precoce e da intervenção oportuna no manejo do delírio, contribuindo para a melhora dos desfechos clínicos e redução dos riscos associados ao transtorno.

Tabela 1 – Estados confusionais agudos (delírio agudo) x Demência

	Delírio agudo	**Demência**
Início	Agudo	Insidioso
Curso clínico	Flutuante	Progressivo
Duração	De dias a semanas	De meses a anos
Atenção	Prejudicada	Preservada, exceto em fase grave
Consciência	Usualmente alterada	Usualmente preservada
Psicomotricidade	Usualmente alterada ou diminuída	Usualmente inalterada
Reversibilidade	Possível	Usualmente ausente
Fator desencadeante	Usualmente presente	Ausente
Funcionalidade	Preservada até o início do quadro	Piora lenta e progressiva

Fonte: Marques, Reis e Santos (2023)

Estados Crônicos Irreversíveis

São condições patológicas que causam danos permanentes e progressivos ao funcionamento cerebral, levando a alterações psíquicas duradouras que não podem ser revertidas por tratamento ou intervenções médicas convencionais. Essas condições se caracterizam por uma perda irreversível das capacidades cognitivas, afetando a memória, o raciocínio, a personalidade e a funcionalidade geral do indivíduo. Em muitos casos, essas condições resultam em comprometimento severo da qualidade de vida, exigindo cuidados prolongados e suporte social contínuo. Entre os principais exemplos de estados crônicos irreversíveis estão algumas formas de **demência** (como a doença de Alzheimer e demência frontotemporal), **doenças neurodegenerativas** (como a doença de Parkinson em estágio avançado e a esclerose lateral amiotrófica) e **distúrbios neurológicos graves** decorrentes de traumas ou doenças infecciosas que deixaram lesões permanentes no sistema nervoso central (Brasil, 2019; Organização Mundial de Saúde, 2021).

Características dos Estados Crônicos Irreversíveis

Esses estados são marcados por sintomas como:

1. **Déficit cognitivo permanente**: envolve deterioração significativa da memória, atenção, linguagem e habilidades visuoespaciais;

2. **Alterações de personalidade**: o paciente pode apresentar mudanças bruscas ou progressivas de humor, perda de iniciativa e comportamento social inadequado;

3. **Declínio funcional**: redução gradual da capacidade de realizar atividades da vida diária, como alimentação, higiene e locomoção;

4. **Deterioração física**: em muitos casos, a perda cognitiva é acompanhada por comprometimentos motores, rigidez muscular e outros sintomas físicos que aumentam ao longo do tempo.

Diagnóstico e Tratamento

O diagnóstico envolve avaliação clínica detalhada, neuroimagem, testes neuropsicológicos e, muitas vezes, uma análise completa do histórico médico. Exames de imagem, como a tomografia e a ressonância magnética, ajudam a identificar alterações cerebrais estruturais associadas a essas condições. Quanto ao tratamento, o foco está na melhoria da qualidade de vida e no controle dos sintomas, uma vez que a reversão da condição não é possível. São comuns intervenções como reabilitação cognitiva e ocupacional, além do uso de medicamentos para reduzir sintomas como agitação, ansiedade e depressão, quando presentes. Estratégias de apoio para cuidadores também são fundamentais devido à sobrecarga emocional e física envolvida no cuidado desses pacientes.

Infelizmente, o prognóstico é limitado e tende a um agravamento progressivo. A evolução depende da condição específica e da resposta ao manejo dos sintomas. O acompanhamento contínuo e uma rede de suporte social e familiar são fundamentais para melhorar a experiência de vida tanto do paciente quanto dos cuidadores envolvidos. Esses estados representam um grande desafio para a saúde pública, devido ao aumento da população idosa e à prevalência crescente de condições crônicas e neurodegenerativas que geram impactos sociais e econômicos significativos (World Health Organization, 2022; Fiocruz, 2021).

CASOS CLÍNICOS, DIAGNÓSTICO E TRATAMENTO

1 - Estados Confusionais Agudos (Delírio Agudo)

Relato completo do caso: L. A. S., homem de 72 anos, aposentado, casado, foi levado à unidade de pronto atendimento por sua esposa e filha, que relataram uma mudança abrupta em seu comportamento nas últimas 24 horas. Segundo a família, L. A. S. não apresentava histórico psiquiátrico e sempre foi consciente e orientado. No entanto, após o início de um quadro de infecção urinária diagnosticado recentemente, ele começou a apresentar sintomas de confusão mental, desorientação e agitação intensa, que se agravou. O paciente começou a manifestar crenças delirantes, como a convicção de que ladrões estavam entrando em sua casa e de que pessoas estranhas estavam no quarto. Essa condição evoluiu rapidamente, afetando seu comportamento e causando preocupação entre os familiares. Ao dar entrada na unidade de pronto atendimento, L. A. S. apresentava sinais claros de desidratação, agitação psicomotora e um estado de confusão mental marcado. O exame de tomografia de crânio não mostrou sinais de anormalidades. Foram realizados exames laboratoriais para avaliar a extensão da infecção e identificar alterações que pudessem indicar septicemia. O hemograma revelou leucocitose significativa, com aumento de neutrófilos, sugestivo de uma resposta inflamatória sistêmica. Foram realizados também exames de função renal (ureia e creatinina), que apresentaram níveis elevados, indicando desidratação e possível comprometimento renal secundário à infecção. A proteína C reativa (PCR) e a procalcitonina estavam aumentadas, reforçando o quadro de infecção sistêmica. A urocultura, confirmando o diagnóstico de infecção urinária, mostrou crescimento de bactérias, e a hemocultura foi solicitada para avaliar a possibilidade de bacteremia. O transtorno mental apresentado foi assim apontado como decorrente do quadro de infecção generalizada.

Análise estruturada do caso – Estados confusionais agudos (delírio agudo)

- **Identificação do paciente**: L. A. S., 72 anos, aposentado, casado, pai de uma filha.

- **Queixa principal**: confusão mental, desorientação e comportamento agitado, com crenças delirantes nas últimas 24 horas.

- **História da doença atual**: o paciente estava consciente e orientado antes do quadro de infecção urinária. Após o início da infecção, ele começou a apresentar sintomas de desorientação, agitação, delírios de invasão domiciliar e presença de pessoas estranhas em seu quarto. O quadro de infecção evoluiu para septicemia, confirmada por alterações nos exames de sangue, incluindo leucocitose, aumento de PCR e procalcitonina.

- **Antecedentes pessoais, familiares e sociais**: sem histórico psiquiátrico prévio. O paciente possui hipertensão e diabetes tipo 2, sob controle medicamentoso.

- **Exame psíquico**: durante a avaliação, o paciente apresentou-se desorientado e com dificuldades para reconhecer o ambiente e familiares. Relatou convicções delirantes de invasão domiciliar e acreditava que estranhos estavam em seu quarto. A atenção estava severamente prejudicada, com oscilação entre períodos de agitação e letargia. O julgamento e o insight estavam comprometidos e o paciente não tinha plena consciência do seu estado.

- **Hipótese diagnóstica**: estados confusionais agudos (delírio agudo), secundário a septicemia por infecção urinária.

Plano de cuidados/tratamento:

- **Psicoterapia:** a psicoterapia não é indicada no manejo imediato de delírio agudo, mas o psicólogo pode fornecer apoio emocional e orientação à família para ajudar a entender o quadro e auxiliar no acompanhamento.

- **Tratamento medicamentoso:** administração de antibióticos intravenosos para tratar a infecção urinária e a septicemia, baseados no perfil de sensibilidade da bactéria isolada na urocultura e hemocultura. Reposição de fluidos intravenosos para corrigir a desidratação e melhorar a função renal. Caso os sintomas de agitação se mantivessem, seria considerado o uso de antipsicóticos de curta duração, como haloperidol em dose mínima, para controle temporário dos sintomas psicóticos, sempre com monitoramento da resposta.

- **Intervenções complementares:** monitorização constante dos sinais vitais, incluindo temperatura, pressão arterial, frequência cardíaca e saturação de oxigênio, para acompanhar a evolução do quadro infeccioso e resposta ao tratamento. Manutenção do ambiente calmo e sem estímulos excessivos, com luz natural moderada para reduzir a confusão e melhorar o descanso do paciente.

- **Abordagem de serviço social:** orientação para a família sobre o quadro clínico do paciente, explicando as causas, riscos e tratamento do delírio agudo associado à infecção e septicemia. A equipe de serviço social deve discutir a possibilidade de apoio domiciliar para o acompanhamento pós-alta e fornecer informações sobre serviços de suporte à saúde do idoso, caso a família precise de ajuda adicional na recuperação do paciente.

2 - Estados Crônicos Irreversíveis

Relato completo do caso: L. P. S., homem de 28 anos, solteiro, sem histórico prévio de doenças psiquiátricas, faz tratamento psiquiátrico em detrimento de quadro de deterioração cognitiva e comportamental significativa. Segundo familiares, L. P. S. iniciou o uso de drogas aos 12 anos e, ao longo dos anos, desenvolveu um padrão de uso abusivo e progressivo que incluiu múltiplas substâncias psicoativas. Esse uso constante e crescente levou a um comprometimento grave de sua função cerebral, com a presença de sintomas psiquiátricos crônicos e irreversíveis. Atualmente, o paciente apresenta desorientação frequente, alucinações visuais e auditivas persistentes e delírios persecutórios nos quais acredita estar sendo observado e ameaçado por figuras imaginárias. Além disso, ele manifesta confusão mental constante, dificuldade em manter a atenção e severo prejuízo da memória recente e remota. Essa deterioração progressiva levou a uma perda substancial de autonomia, com o paciente sendo incapaz de realizar atividades diárias sem supervisão constante. A equipe médica realizou exames neurológicos e de imagem, que indicaram uma atrofia cerebral compatível com neurotoxicidade prolongada, confirmando o diagnóstico de um estado crônico irreversível associado ao uso abusivo de substâncias psicoativas.

Análise estruturada do caso – Estados crônicos irreversíveis

- **Identificação do paciente**: L. P. S., 28 anos, homem, solteiro, usuário de drogas desde a adolescência.

- **Queixa principal**: delírios, alucinações persistentes, confusão mental e prejuízo cognitivo irreversível.

- **História da doença atual**: o paciente iniciou o uso de drogas aos 12 anos, desenvolvendo um uso progressivo e abusivo ao longo dos anos. O quadro atual é marcado por um estado crônico irreversível, com deterioração funcional grave, incluindo alucinações, delírios e desorientação. Esses sintomas interferem na funcionalidade e independência do paciente, exigindo supervisão constante.

- **Antecedentes pessoais, familiares e sociais**: não possuía histórico psiquiátrico antes do uso de substâncias. Cresceu em ambiente familiar estável, mas começou a usar drogas na adolescência, o que levou a um afastamento da família e dos amigos, bem como a perda de desempenho escolar e profissional.

- **Exame psíquico**: o paciente apresenta-se desorientado e com um afeto embotado. Demonstra prejuízo severo de memória, atenção fragmentada e discurso incoerente. Relata alucinações auditivas e visuais, com frequentes delírios persecutórios. Exibe insight nulo sobre sua condição e juízo crítico gravemente prejudicado.

- **Hipótese diagnóstica**: estado crônico irreversível, devido ao uso prolongado e abusivo de substâncias psicoativas.

Plano de cuidados/tratamento:

- **Psicoterapia**: as limitações cognitivas e emocionais graves inviabilizam a psicoterapia tradicional. No entanto, intervenções focadas em reduzir o sofrimento e melhorar a qualidade de vida, como a terapia de apoio, podem ser implementadas para proporcionar maior conforto e reduzir comportamentos desorganizados.

- **Tratamento medicamentoso**: uso de antipsicóticos de baixa dosagem para controle dos sintomas psicóticos e ansiolíticos para reduzir a agitação conforme necessário. O monitoramento médico contínuo é essencial para ajustar a medicação conforme a evolução do quadro e minimizar os efeitos colaterais.

- **Intervenções complementares**: sessões de terapia ocupacional para incentivar atividades simples que promovam estímulos sensoriais e cognitivamente adequados.

- **Abordagem de serviço social**: suporte à família, com orientação para lidar com as limitações do paciente. A família deve ser orientada sobre a natureza irreversível do quadro e a importância do suporte contínuo para o bem-estar geral de L. P. S.

REFERÊNCIAS

AMERICAN PSYCHIATRIC ASSOCIATION. *DSM-5:* **Diagnostic and Statistical Manual of Mental Disorders**. Washington, D.C.: American Psychiatric Publishing, 2020.

BAKER, S. C.; DAVID, A. S. Psychotic Symptoms and Organic Brain Disorders. British **Journal of Psychiatry**, Londres, v. 217, n. 4, p. 185-198, 2020.

BRASIL. **Manual de Atenção à Pessoa com Demência**. Brasília, DF: Ministério da Saúde, 2019.

FIOCRUZ. **Relatório sobre Condições Crônicas e Neurodegenerativas**. Rio de Janeiro: Oswaldo Cruz, 2021.

GONÇALVES, M.; SILVA, L. Avaliação de Estados Crônicos Irreversíveis em Doenças Neurológicas. **Revista Brasileira de Psiquiatria**, São Paulo, v. 43, n. 2, p. 124-138, 2021.

GONÇALVES, R.; SOUZA, A. Transtornos Mentais Orgânicos: Etiologia e Tratamento. **Revista de Neurologia e Psiquiatria Clínica**, Rio de Janeiro, v. 18, n. 1, p. 55-70, 2023.

HAFNER, H.; ANGERMEYER, M. C. Pathophysiology of Delirium and Cognitive Disorders. **European Archives of Psychiatry and Clinical Neuroscience**, Berlim, v. 269, n. 5, p. 321-335, 2019.

HEIDEN, W.; HAFNER, H. Organic Psychosis and Neurodegenerative Disorders. **Journal of Neuropsychiatry and Clinical Neurosciences**, Nova York, v. 33, n. 3, p. 200-215, 2021.

HEINRICH, R.; KIRCHER, T. Differentiating Delirium and Dementia in Clinical Practice. **Journal of Psychiatry and Neurology**, Frankfurt, v. 28, n. 4, p. 178-192, 2021.

INOUYE, S. Delirium in Older Persons. **New England Journal of Medicine**, Boston, v. 375, n. 11, p. 1010-1020, 2016.

JOHNSON, T.; REID, M. Hospital Delirium Incidence and Management. **Journal of Hospital Medicine**, Nova York, v. 14, n. 6, p. 345-360, 2019.

KIM, J.; PARK, S. Prevalence of Delirium in ICU Patients and Associated Risks. **American Journal of Geriatric Psychiatry**, Chicago, v. 29, n. 1, p. 89-105, 2021.

KIM, T.; JOHNSON, L.; REID, S. Cognitive Impairment in Elderly Patients with Delirium. **Geriatric Psychiatry Journal**, Londres, v. 37, n. 2, p. 78-95, 2022.

LEE, J.; YOO, H.; KIM, S. Structural Brain Changes in Neurodegenerative Disorders. **Journal of Neuroscience and Mental Health**, Seul, v. 22, n. 3, p. 155-170, 2021.

MARQUES, I.; REIS, L.; SANTOS, M. Clinical Assessment and Differential Diagnosis of Acute Confusional States. **Revista de Psiquiatria Clínica**, São Paulo, v. 50, n. 2, p. 145-160, 2023.

ORGANIZAÇÃO MUNDIAL DA SAÚDE. **Relatório Global sobre Demência**. Genebra: OMS, 2021.

PEREIRA, A.; MELO, M. Contribuições da Neuroimagem na Psiquiatria. **Revista Brasileira de Neurociência Clínica**, Porto Alegre, v. 27, n. 1, p. 67-82, 2022.

REIS, A.; GONÇALVES, M. Organic Psychiatry and Cognitive Disorders. **Archives of Psychiatry**, Washington, D.C., v. 45, n. 2, p. 120-135, 2021.

REIS, L.; SANTOS, M. The Role of Neurodegeneration in Dementia Progression. **Global Journal of Neurology and Psychiatry**, Nova York, v. 40, n. 1, p. 56-70, 2021.

SANTOS, J. Diagnóstico e Tratamento de Estados Confusionais Agudos. **Revista Brasileira de Medicina**, São Paulo, v. 58, n. 3, p. 210-225, 2022.

SILVA, A.; ALMEIDA, J. Incoerência Emocional na Esquizofrenia. **Revista Brasileira de Psiquiatria**, Rio de Janeiro, v. 43, n. 4, p. 190-205, 2021.

VAN DER MAATEN, R.; LEE, Y.; WANG, Q. Diagnosing Chronic Cognitive Impairments in Elderly Populations. **Journal of Clinical Psychiatry**, Amsterdã, v. 41, n. 2, p. 145-160, 2023.

WORLD HEALTH ORGANIZATION. **Dementia**: A Public Health Priority. Genebra: WHO, 2022.

CAPÍTULO III

TRANSTORNOS DE PERSONALIDADE

Prof. Dr. Richardson Miranda Machado
Amanda Martins Neri
Jhonathan Candido Farias
Kamila Giovana Pedrosa Damasio
Maria Clara Santos de Almeida

TRANSTORNOS DE PERSONALIDADE

CLASSIFICAÇÃO DOS TRANSTORNOS DE PERSONALIDADE

PERSONALIDADES PSICOPÁTICAS

CASOS CLÍNICOS, DIAGNÓSTICO E TRATAMENTO

TRANSTORNOS DE PERSONALIDADE

A teoria da personalidade e suas variações têm sido temas recorrentes nas áreas de filosofia, psicologia, sociologia, antropologia e medicina. Um dos principais enfoques, especialmente no campo da psicologia comportamental e ambientalista, sugere que todos os indivíduos nascem com potencialidades iguais, e as diferenças observadas na personalidade são, em grande parte, moldadas por influências ambientais. Nesse cenário, uma hipotética igualdade de oportunidades eliminaria disparidades nas realizações humanas, sendo a personalidade e suas manifestações comportamentais um reflexo exclusivo do contexto ambiental e cultural em que o indivíduo se desenvolve (Nunes; Silva, 2021).

De acordo com essa perspectiva, partindo da premissa de uma hipotética igualdade de oportunidades no mundo, todos os indivíduos apresentariam realizações semelhantes, considerando-se que, em potencial, todos seriam iguais em capacidade. Sob essa lógica, se oportunidades iguais fossem oferecidas a todos, como por exemplo, oportunidades em educação musical ou artística, não haveria espaço para que gênios como Mozart ou Tchaikovsky se destacassem, pois seus colegas de classe teriam as mesmas potencialidades. Da mesma forma, as realizações de um Einstein não seriam um reflexo de talentos inatos, mas apenas uma consequência de oportunidades e circunstâncias ambientais que lhe foram favoráveis. Dentro desse modelo, a formação da personalidade, a expressão da inteligência, a vocação e até mesmo a predisposição a transtornos mentais seriam exclusivamente influências do ambiente, sem contribuição de fatores biológicos ou inatos (Gonzalez; Ferreira; Santos, 2020; Nunes; Silva, 2021).

Essa abordagem, amplamente discutida no campo da psicologia comportamental, enfatiza que as diferenças individuais resultam essencialmente das experiências de vida e da interação social, afastando-se da visão de que características como inteligência e personalidade sejam, em alguma medida, geneticamente determinadas. Esse modelo teórico tem sido criticado por subestimar a interação entre genes e ambiente, uma relação hoje amplamente documentada na literatura científica. Estudos recentes indicam que, embora o ambiente desempenhe um papel importante, fatores biológicos e genéticos são fundamentais na construção da personalidade e na expressão de talentos específicos (Pereira; Almeida, 2019; Durand; Barlow, 2022).

Em oposição à perspectiva ambientalista, outras abordagens biológicas enfatizam a influência genética, não só nos aspectos físicos do indivíduo, mas também nos traços psicológicos e temperamentais. As teorias biotipológicas, que sustentam que a personalidade é geneticamente predeterminada, associam os arranjos sinápticos e a estrutura genética à formação de traços de personalidade. Segundo essa visão, o ambiente exerce pouca ou nenhuma influência significativa no desenvolvimento da personalidade, sendo esta quase inteiramente determinada por fatores biológicos (Kaplan; Miller; James, 2019).

As visões extremas que atribuem exclusivamente aos arranjos sinápticos e genéticos a formação da personalidade desconsideram qualquer contribuição ambiental no desenvolvimento e na expressão das características pessoais. Essa abordagem determinista baseia-se na ideia de que os aspectos biológicos, desde a genética até a neuroquímica cerebral, são os únicos fatores a moldar a personalidade, subestimando assim o papel do ambiente e das interações sociais. Contudo, pesquisas recentes em psicologia e neurociências sugerem que o desenvolvimento da personalidade envolve uma complexa interação entre fatores biológicos e ambientais, sendo impossível negligenciar a influência do meio e das experiências individuais na construção da identidade (Kaplan; Miller; James, 2019; Gao; Raine, 2019).

A fim de alcançar um entendimento mais equilibrado, considera-se que a formação do ser humano envolve uma integração entre duas dimensões fundamentais:

1. **Natureza biológica**: essa dimensão abrange nossa herança genética, incluindo nossa conexão com o reino animal e nossa submissão às leis biológicas, como a genética e os instintos. Os genes herdados oferecem uma base potencial para o desenvolvimento, mas sua expressão depende do contato com o ambiente, o que impede que se assuma um desenvolvimento rígido e predeterminado (Durand; Barlow, 2022).

2. **Natureza existencial e suprabiológica**: além da base biológica, há uma dimensão existencial que transcende os instintos e o determinismo genético. Essa dimensão é responsável pela

formação dos elementos da personalidade que distinguem o ser humano dos demais animais e que refletem a singularidade biopsicossocial de cada indivíduo. Aqui, o ser humano manifesta-se como um ser único e complexo, resultado de uma combinação de experiências de vida, contextos culturais e interações sociais que moldam sua individualidade (Pereira; Almeida, 2019).

Com base nesse entendimento, a personalidade pode ser definida como

> [...] a organização dinâmica dos traços no interior do eu, formada a partir dos genes específicos que herdados, das experiências individuais e das percepções únicas que cada pessoa tem do mundo, resultando em um ser capaz de expressar sua singularidade em suas interações sociais e no papel que desempenha na sociedade (Nunes; Silva, 2021, p.75).

Os transtornos da personalidade se caracterizam por padrões de comportamento e traços que, embora não preencham plenamente os critérios de um transtorno mental grave, diferem significativamente da norma estatística e cultural (American Psychiatric Association, 2013). Na psicopatologia, entende-se que as variações normais da personalidade envolvem a coexistência de múltiplos traços e características que se expressam em equilíbrio, sem predomínio patológico de nenhum deles. Um indivíduo saudável, portanto, apresenta uma diversidade de características, sem que nenhuma delas interfira de forma acentuada em seu funcionamento cotidiano (Kaplan; Miller; James, 2019).

A possibilidade de classificação de um transtorno de personalidade surge quando um traço específico se torna dominante a ponto de moldar de forma marcante e inflexível a expressão comportamental e emocional do indivíduo. Esse traço deve ser suficientemente acentuado para afetar as interações pessoais e o ajuste social, caracterizando uma maneira particular de existir e de se relacionar com o ambiente. Tal classificação torna-se relevante quando esse traço não apenas define o padrão de comportamento do indivíduo, mas também causa sofrimento para ele ou para aqueles ao seu redor (Pereira; Almeida, 2019).

Além disso, para que uma característica seja considerada um transtorno de personalidade, é necessário que ela comprometa a liberdade do indivíduo em sua capacidade de escolha e de adaptação. Assim, um transtorno de personalidade é identificado quando um traço específico da personalidade interfere na autonomia, limita a flexibilidade psicológica e social e provoca sofrimento subjetivo ou prejuízo funcional, gerando conflitos tanto para o portador quanto para seu entorno social. Nesses casos, não se trata apenas de um tipo de personalidade peculiar, mas de uma condição clínica que requer atenção e, em muitos casos, intervenção terapêutica (Gonzalez; Ferreira; Santos, 2020).

Trata-se de distúrbios graves da constituição caracterológica e das tendências comportamentais do indivíduo, não diretamente imputáveis a uma doença, lesão ou outra afecção cerebral ou a um outro transtorno psiquiátrico. Esses distúrbios compreendem habitualmente vários elementos da personalidade, acompanham-se em geral de desorganização social; aparecem habitualmente durante a infância ou a adolescência e persistem de modo duradouro na idade adulta. Por se tratarem de condições relativamente permanentes e estáveis ao longo da vida, os transtornos de personalidade apresentam taxas de incidência e prevalência similares. Estudos epidemiológicos indicam que a prevalência global de transtornos de personalidade na população geral varia entre 10% e 15%, sendo que cada tipo de transtorno contribui com cerca de 0,5% a 3% (Gask et al., 2018).

Nos Estados Unidos, por exemplo, estima-se que aproximadamente 14,79% dos adultos, ou cerca de 38 milhões de pessoas, possuam pelo menos um tipo de transtornos de personalidade. Esses transtornos se caracterizam, frequentemente, por uma notável insensibilidade aos sentimentos alheios. Em casos onde essa indiferença emocional se apresenta em grau extremo, o comportamento pode evoluir para atitudes crônicas e recorrentes de desrespeito às normas sociais, assumindo, então, características próximas da psicopatia (Johnson; Smith; Brown, 2020).

A complexidade dos transtornos de personalidade torna-os uma das condições psiquiátricas mais desafiadoras para diagnóstico e tratamento. Essa dificuldade diagnóstica advém, em parte, da natureza dos sintomas, que tendem a ser sutis, pouco específicos e com limites nebulosos entre a normalidade e a patologia. Além disso, a avaliação diagnóstica dos transtornos de personalidade exige um acompanhamento longitudinal e contextualizado em diferentes aspectos da vida do indivíduo. Outro complicador é a predominância de características egossintônicas nesses transtornos, o que significa que o paciente frequentemente percebe os traços de personalidade patológicos como parte integral de "sua maneira de ser". Essa visão limita o insight e faz com que muitos indivíduos não reconheçam ou se incomodem com suas dificuldades, reduzindo a probabilidade de buscarem ajuda clínica ou resistindo a intervenções terapêuticas (Kessler; Breslau, 2017).

Portanto, a identificação e o manejo dos transtornos de personalidade exigem uma abordagem clínica minuciosa e interdisciplinar, que vá além da análise dos sintomas pontuais e integre uma compreensão mais ampla dos aspectos biográficos e sociais do paciente. Os avanços na neurociência e na psicologia genética têm apontado para a contribuição tanto de fatores hereditários quanto ambientais na etiologia dos Transtornos de Personalidade (TP), reforçando a importância de uma análise multifacetada na intervenção terapêutica (Thompson; Adams; Parker, 2019).

CLASSIFICAÇÃO DOS TRANSTORNOS DE PERSONALIDADE

A classificação dos transtornos de personalidade é dividida em três grupos, com base nas características comportamentais predominantes e nas particularidades de cada transtorno. Esses grupos abrangem uma variedade de manifestações, desde comportamentos excêntricos até traços impulsivos e evitativos. A CID-11 categoriza esses transtornos em grupos A, B e C, com o grupo A sendo marcado por comportamentos excêntricos ou estranhos, que frequentemente apresentam alguma relação com sintomas leves de psicoses, embora não constituam quadros psicóticos (American Psychiatric Association, 2013).

Grupo A – Transtornos de personalidade com comportamento excêntrico: inclui dois subtipos sendo o transtorno de personalidade paranoide e o esquizoide/esquizotípica. Esses transtornos compartilham características de desconfiança excessiva, isolamento e padrões comportamentais considerados incomuns, e são descritos a seguir:

- **Transtorno de personalidade paranoide**: indivíduos com transtorno de personalidade paranoide são caracterizados por uma desconfiança persistente e injustificada em relação às intenções dos outros. Frequentemente, interpretam as ações alheias como ameaçadoras ou depreciativas, mesmo sem evidências objetivas para isso. A ajuda oferecida por terceiros pode ser percebida como uma crítica à sua capacidade, e esses indivíduos tendem a manter-se em constante estado de vigilância. Além disso, há uma tendência a questionar a lealdade de parceiros e amigos, o que pode comprometer a manutenção de relacionamentos interpessoais estáveis (Austin; Blanchard, 2016).

- **Transtorno de personalidade esquizoide/esquizotípica**: pessoas com transtorno de personalidade esquizoide apresentam uma significativa limitação na capacidade de estabelecer e manter relacionamentos sociais. Frequentemente, suas interações são restritas a parentes próximos e, mesmo nessas, há um distanciamento emocional. Indivíduos com esse transtorno geralmente têm pouco interesse em atividades sociais e prazer reduzido em experiências sensoriais ou corporais. Demonstram uma indiferença em relação à opinião dos outros, evitando expressões de alegria ou tristeza, mesmo em eventos de relevância pessoal. Esse perfil de personalidade muitas vezes resulta em um isolamento prolongado e dificuldades em revelar seu sofrimento, o que pode agravar o quadro ao longo do tempo (Ganslev; Morrison; Jameson, 2020).

Grupo B – Transtornos de personalidade com comportamento dramático, emocional ou imprevisível: transtornos de personalidade que se caracterizam por padrões de comportamento dramáticos, emocionais e frequentemente impulsivos. Inclui quatro transtornos principais: o antissocial, o borderline, o histriônico e o narcisista, descritos a seguir:

- **Transtorno de personalidade antissocial**: o transtorno de personalidade antissocial é caracterizado por um desrespeito persistente pelos direitos alheios e pelas normas sociais. Indivíduos com esse transtorno frequentemente mostram-se insensíveis aos sentimentos e à segurança dos outros, tendendo a comportamentos manipuladores e impulsivos. São comuns atitudes irresponsáveis em relação ao trabalho e finanças, além de uma propensão ao conflito com leis e regras sociais, com ações que incluem agressão física, fraudes, violação de propriedades e até comportamento criminal. A ausência de remorso é notável, mesmo após causar danos a outros, o que demonstra uma falta de empatia marcante (Malcolm, 2018; WHO, 2019).

- **Transtorno de personalidade borderline**: o transtorno de personalidade borderline é caracterizado por intensa instabilidade emocional, com alternâncias abruptas e imprevisíveis de humor. Indivíduos com esse transtorno experimentam medos profundos de abandono, o que frequentemente desencadeia comportamentos impulsivos e tentativas extremas de evitar a solidão, incluindo episódios de automutilação ou tentativas de suicídio. Essas crises podem ter um impacto emocional significativo nas relações próximas, gerando um ciclo de aproximação e afastamento que contribui para relacionamentos caóticos. A expressão emocional é intensa e frequentemente resulta em sentimentos de raiva, desespero e vazio profundo, afetando diretamente a estabilidade do contexto familiar e social (Gentile; Cohen; Poirier, 2013; Paris, 2018).

- **Transtorno de personalidade histriônico**: o transtorno de personalidade histriônico caracteriza-se por uma necessidade constante de atenção e aprovação, com comportamentos muitas vezes marcados por dramatização e expressividade exagerada. Indivíduos com esse transtorno tendem a ser altamente sugestionáveis e apresentam uma emotividade superficial e lábil, o que os torna propensos a demonstrações excessivas de afeto ou tristeza, muitas vezes fora de contexto. Usualmente, eles se esforçam para serem o centro das atenções e podem utilizar a aparência física ou comportamentos sedutores para atrair olhares e reafirmação. Essa necessidade de ser notado frequentemente leva a dificuldades em estabelecer vínculos profundos, uma vez que as interações são pautadas pela superficialidade e pela constante busca de validação externa (Malcolm, 2015).

- **Transtorno de personalidade narcisista**: o transtorno de personalidade narcisista é caracterizado por um padrão de grandiosidade e por uma necessidade de admiração, além de uma notável falta de empatia em relação aos outros. Indivíduos com esse transtorno acreditam que são únicos ou superiores e tendem a fantasiar sobre poder, sucesso e beleza. Essa visão inflada de si mesmos resulta em comportamentos arrogantes e um senso de direito ou privilégio, esperando que os outros os tratem de forma especial. Eles frequentemente exploram as relações interpessoais para obterem ganhos pessoais, pois consideram as necessidades e sentimentos alheios de pouca relevância. A sensibilidade a críticas é intensa, o que pode gerar reações desproporcionais ou comportamentos de defesa que revelam uma autoestima frágil e uma forte dependência da aprovação alheia (Gentile; Cohen; Poirier, 2013; Morf; Rhodewalt, 2018).

Grupo C – Transtornos de personalidade com comportamento excêntrico: inclui três transtornos principais: o transtorno de personalidade evitativa, dependente e obsessivo-compulsiva. Esses transtornos compartilham comportamentos dominados pela ansiedade, apreensão e padrões relacionais disfuncionais, e são descritos a seguir:

- **Transtorno de personalidade evitativa**: indivíduos com transtorno de personalidade evitativa são marcados por uma evitação acentuada de situações sociais e interpessoais. Essa evitação não se dá pela falta de interesse em relacionamentos, mas pelo intenso medo de críticas, desaprovação e rejeição. Esses pacientes frequentemente apresentam baixa autoestima e uma percepção exacerbada de suas próprias inadequações, o que os faz evitar qualquer situação em que possam ser julgados ou avaliados. Esse comportamento limita suas interações e reduz significativamente a qualidade de vida e o desenvolvimento pessoal, pois, mesmo desejando interações, acabam se afastando por temer o julgamento negativo dos outros (Maraldi; Oliveira; Marinho, 2017). Estudos recentes sugerem que essa tendência à evitação pode ser exacerbada por experiências de rejeição ou críticas na infância, o que reforça o medo de desaprovação no futuro (American Psychiatric Association, 2013).

- **Transtorno de personalidade dependente**: o transtorno de personalidade dependente é caracterizado por uma necessidade intensa e patológica de ser cuidado, o que leva a comportamentos submissos e a uma extrema dificuldade em tomar decisões por conta própria. Indivíduos com esse transtorno sentem-se frequentemente incapazes de enfrentar a vida sem o suporte constante de outros, o que gera uma dependência excessiva de pessoas próximas, como parceiros ou familiares. Eles tendem a evitar confrontos e a concordar com decisões, mesmo que prejudiciais, para evitar desagradar àqueles de quem dependem emocionalmente. Essa necessidade de reafirmação constante e apoio acaba por limitar sua autonomia e potencial de crescimento pessoal, além de muitas vezes colocá-los em relações interpessoais disfuncionais e até abusivas (Malcolm, 2018; WHO, 2019).

- **Transtorno de personalidade obsessivo-compulsiva**: o transtorno de personalidade obsessivo-compulsiva é marcado por uma preocupação excessiva com organização, controle e perfeccionismo. Indivíduos com esse transtorno tendem a ser rígidos e inflexíveis em suas abordagens e apresentam dificuldades em delegar tarefas, pois acreditam que só eles podem realizar as coisas de maneira correta. Essa necessidade de controle, que se manifesta por meio de padrões rígidos e detalhismo extremo, gera altos níveis de ansiedade, principalmente em situações que exigem flexibilidade e adaptação. O comportamento obsessivo em relação a detalhes e à ordem pode levar ao comprometimento das relações interpessoais e à insatisfação geral, uma vez que o perfeccionismo interfere na produtividade e na capacidade de finalizar tarefas, afetando o bem-estar e a funcionalidade social (Gentile; Cohen; Poirier, 2013; Beckwith; Rhodewalt, 2017).

PERSONALIDADES PSICOPÁTICAS

A psicopatia é uma condição caracterizada por um padrão comportamental profundamente egoísta e com falta de empatia, em que o indivíduo demonstra uma marcada indiferença em relação aos sentimentos e necessidades dos outros. Psicopatas são tipicamente descritos como pessoas que não conseguem desenvolver um senso de responsabilidade ou de moralidade, apresentando um desprezo persistente pelas normas sociais e uma incapacidade de experimentar emoções profundas. Isso resulta em uma visão utilitarista das relações interpessoais, em que outras pessoas são vistas como meros objetos a serem manipulados para o ganho pessoal (Hare, 2016; Widiger, 2018).

Existem diferentes tipos de psicopatia, com algumas abordagens classificando os indivíduos em duas categorias principais, descritas a seguir:

- **Psicopata inadaptado**: comportamento carece de firmeza e persistência em suas atividades, frequentemente abandonando projetos e relacionamentos rapidamente, e exibe um comportamento desorganizado. Esse perfil geralmente culpa os outros por seus infortúnios e tem um padrão constante de mentiras e manipulações, frequentemente vivendo em um mundo de fantasia que mascara sua realidade instável.

- **Psicopata agressivo**: comportamento caracterizado por rompantes de raiva e violência, que podem incluir comportamentos de alta periculosidade, como ataques físicos e até homicídios. Esse tipo de psicopatia é frequentemente associado a uma descarga emocional temporária, que "alivia" o psicopata, mas rapidamente retorna à pressão habitual, gerando um ciclo de comportamentos destrutivos e relações interpessoais problemáticas (Gao; Raine, 2019; Lilienfeld; Watts; Smith, 2019).

No diagnóstico da psicopatia, é fundamental distinguir entre comportamentos sociopáticos ocasionais, que podem ocorrer em contextos de alto estresse e dificuldades ambientais, e a psicopatia estrutural, que tem raízes mais profundas e persistentes. Estudos sugerem que fatores genéticos desempenham um papel na predisposição à psicopatia, mas também destacam a importância de fatores ambientais, como a criação em lares disfuncionais e a exposição a violência ou negligência na infância, na manifestação da psicopatia. Além disso, estudos indicam que a psicopatia pode estar associada a alterações neurológicas, incluindo danos ao lobo frontal, que está envolvido no controle de impulsos e no processamento emocional (Ganslev; Morrisson; Jameson, 2020).

A psicopatia é amplamente reconhecida por seu prognóstico desafiador. Embora alguns pacientes demonstrem melhorias em função de relacionamentos seguros e estáveis, a maioria dos psicopatas permanece resistente a mudanças comportamentais substanciais, especialmente devido ao caráter egossintônico de suas ações. O tratamento é complexo, com abordagens limitadas em sua eficácia. Alguns estudos sugerem que terapias comportamentais, como as que utilizam o conceito de comunidade terapêutica, podem ser úteis em ambientes controlados, onde a aprovação social e as normas grupais incentivam comportamentos menos agressivos. Em casos extremos, neurocirurgias e tratamentos farmacológicos com tranquilizantes têm sido usados para mitigar explosões agressivas, mas com resultados variáveis e controvérsias quanto à ética e eficácia (Baskin-Sommers; Newman, 2018).

No contexto dos cuidados em saúde, lidar com psicopatas requer habilidades e treinamento específicos. Esses pacientes tendem a manipular e a testar limites, criando conflitos interpessoais. É crucial que os profissionais de saúde mantenham uma postura firme, mas empática, evitando cair em armadilhas de manipulação emocional. Estratégias de comunicação e gestão de comportamento, como estabelecer limites claros e manter uma atitude profissional, são essenciais para proporcionar um cuidado efetivo e seguro (Cleckley, 2016; Dolan, 2018).

Por fim, sob o aspecto legal, o tratamento compulsório de psicopatas é permitido em várias jurisdições, especialmente quando o indivíduo é considerado perigoso para si ou para a sociedade. A legislação de saúde mental em alguns países permite que indivíduos com características psicopáticas graves sejam internados compulsoriamente até que não representem mais uma ameaça. Contudo, há considerações éticas complexas em torno da internação involuntária e da capacidade de reabilitação desses indivíduos (Baskin-Sommers; Newman, 2018; Mccord, 2017).

CASOS CLÍNICOS, DIAGNÓSTICO E TRATAMENTO

1 – Transtorno de personalidade paranoide

Relato completo do caso: M. T. S. sexo feminino, 52 anos, trabalha como assistente administrativa em uma empresa de médio porte. M. T. S. é divorciada, tem um filho adulto com quem mantém um contato distante e poucos laços de amizade. Desde jovem, M. T. S. demonstrava traços de desconfiança, mas esses comportamentos foram se intensificando após seu divórcio, ocorrido há cinco anos. Formada em contabilidade, ela se casou aos 27 anos, mas o casamento acabou em meio a acusações de infidelidade por parte de M. T. S., embora nunca houvesse provas concretas. Esse histórico de desconfiança estendeu-se para o ambiente de trabalho, onde ela acredita que seus colegas e supervisores estão conspirando contra ela para dificultar seu desempenho. Nos últimos anos, M. T. S. começou a evitar reuniões e confraternizações da empresa, convencida de que está sendo alvo de críticas. Em uma ocasião, ela acusou colegas de roubarem seus pertences pessoais e se recusou a participar de um projeto, alegando que o fariam de propósito para expor suas falhas. No âmbito social, M. T. S. cortou contato com várias amigas, acusando-as de "traição" por situações que pareciam ser mal-entendidos. Em casa, já teve conflitos com o filho, a quem acusa de não se importar com ela e de agir com deslealdade, o que resultou em um distanciamento. Ao longo dos últimos anos, M. T. S. evita consultas médicas, acreditando que os profissionais de saúde podem "não ser confiáveis". Sem histórico de abuso de álcool ou drogas, ela raramente busca apoio social e questiona constantemente as intenções das pessoas ao seu redor. M. T. S. comparece ao serviço de saúde mental encaminhada pela empresa para avaliação depois de um episódio de discussão com o supervisor responsável pelo seu setor de trabalho.

Análise estruturada do caso – Transtorno de personalidade paranoide

- **Identificação do paciente**: M. T. S., sexo feminino, 52 anos, assistente administrativa.

- **Queixa principal**: "Estão sempre tentando me derrubar no trabalho".

- **História da doença atual**: comportamentos de desconfiança exagerada e interpretações distorcidas de interações interpessoais, agravados após o divórcio.

- **Antecedentes pessoais, familiares e sociais**: divorciada, com histórico de desconfiança desde a juventude, agravado após o divórcio. Distanciamento familiar e social.

- **Exame psíquico**: apresenta hipervigilância, desconfiança excessiva, resistência ao tratamento e interpretações distorcidas das falas e gestos dos outros.

- **Hipótese diagnóstica**: transtorno de personalidade paranoide.

- **Plano de cuidados/tratamento**: foco em terapia cognitivo-comportamental (TCC) para reduzir as interpretações distorcidas e melhorar as habilidades interpessoais. Considerar o uso de antipsicóticos atípicos em casos de desconfiança extrema.

Encaminhamento para terapia familiar também pode ser útil para restabelecer laços com o filho.

2 – Transtorno de personalidade esquizoide/esquizotípica

Relato completo do caso: L. M. S., 39 anos, sexo masculino, solteiro, trabalha como programador em uma pequena empresa de tecnologia. Desde a adolescência, ele demonstra preferência por atividades solitárias e possui poucos amigos. Embora tenha habilidades técnicas excepcionais, L. M. S. raramente interage socialmente no trabalho e evita participar de eventos corporativos ou reuniões de equipe. Seus colegas o descrevem como "distante" e "desconectado", já que ele mantém um comportamento reservado e prefere se comunicar exclusivamente por e-mail, mesmo quando pode interagir pessoalmente. L. M. S. mora sozinho e mantém uma rotina rígida e repetitiva. Ele raramente sai de casa fora do horário de trabalho e dedica suas horas livres a hobbies solitários, como jogos de estratégia online e leitura de literatura científica. Em sua infância, L. M. S. era frequentemente descrito pela família como uma criança tímida e distante. Embora seus familiares tentassem envolvê-lo em atividades sociais, ele frequentemente se retraía e demonstrava pouco interesse em interagir. Na adolescência, seus pais o levaram a um psicólogo devido ao seu isolamento, mas ele abandonou a terapia após poucas sessões, alegando que "não precisava de ajuda". No ambiente profissional, L. M. S. é eficiente em suas tarefas, mas mostra pouca capacidade de trabalhar em equipe. Em uma ocasião, foi criticado por não colaborar com colegas em um projeto, e sua resposta foi uma retirada ainda mais intensa, passando a almoçar em horários diferentes para evitar encontros no refeitório. Embora L. M. S. raramente fale sobre seus sentimentos, admite sentir-se desconectado do mundo e relata que não sente a mesma alegria ou tristeza que vê nas pessoas ao seu redor. Ele nunca foi casado e afirma que não sente necessidade de um relacionamento íntimo. Em termos financeiros, ele leva uma vida econômica estável e nunca teve problemas com dinheiro, mas também evita gastar em atividades sociais. Não possui histórico de abuso de álcool ou drogas e mantém uma saúde geral estável, sem histórico de hospitalizações.

Análise estruturada do caso – Transtorno de personalidade esquizoide/esquizotípica

- **Identificação do paciente:** L. M. S., sexo masculino, 39 anos, programador.

- **Queixa principal:** "Prefiro ficar sozinho, não sinto necessidade de socializar".

- **História da doença atual:** Lucas exibe comportamento de isolamento social, com preferência por atividades solitárias. Evita interações interpessoais no trabalho e não se interessa por relacionamentos íntimos. Suas atitudes distantes e falta de expressividade emocional têm gerado dificuldades nas interações com colegas de trabalho e familiares.

- **Antecedentes pessoais, familiares e sociais:** solteiro, sem filhos e poucos amigos. Desde jovem, exibe padrões de distanciamento emocional e desinteresse por relações sociais. Família relata comportamento reservado e isolamento desde a infância.

- **Exame psíquico:** pensamento peculiar, com interesse em ideias abstratas e padrões incomuns; afetividade plana, com pouca expressão emocional; comportamento introvertido e socialmente isolado, com ideias sobre "energias" que não chegam a configurar delírios.

- **Hipótese diagnóstica:** transtorno de personalidade esquizoide/esquizotípica.

- **Plano de cuidados/tratamento:** psicoterapia de apoio, com abordagem focada na construção de habilidades sociais, desenvolvimento da capacidade de conexão emocional e no aprimoramento da comunicação interpessoal. Intervenção para ajudar a ampliar a compreensão e modificação de padrões de pensamento que contribuem para o isolamento. Avaliação periódica da saúde mental e suporte psicossocial para auxiliar no ajuste às demandas sociais do trabalho e para atenuar o desconforto em situações de interação.

3 – Transtorno de personalidade antissocial

Relato completo do caso: R. S. T., 30 anos, sexo masculino, tem uma longa história de comportamentos problemáticos que remontam à adolescência. Ele nunca conseguiu manter um emprego fixo e frequentemente é demitido devido à sua falta de compromisso e faltas injustificadas. R. S. T. tem antecedentes criminais, incluindo pequenas fraudes e brigas em locais públicos; foi recentemente acusado de agredir fisicamente um vizinho durante uma discussão. R. S. T. não demonstra remorso por suas ações e frequentemente justifica seus comportamentos dizendo que as outras pessoas "o provocam" ou "não o respeitam". R. S. T. é solteiro e possui um relacionamento conflituoso com sua família, que se sente impotente diante de seu comportamento impulsivo e agressivo. Ele já foi detido algumas vezes, mas sempre minimiza a gravidade de seus atos. Não possui histórico de hospitalizações, embora sua mãe relate que ele apresenta comportamentos antissociais desde jovem. Sua falta de empatia e indiferença aos sentimentos e direitos dos outros se destacam, assim como sua tendência a ignorar as normas sociais e legais.

Análise estruturada do caso – Transtorno de personalidade antissocial

- **Identificação do paciente**: R. S. T., sexo masculino, 30 anos, desempregado.

- **Queixa principal**: nega qualquer problema pessoal; queixa-se apenas de "gente intrometida".

- **História da doença atual**: histórico de comportamentos irresponsáveis, manipulação, desprezo por leis e normas, ausência de remorso e episódios de agressão.

- **Antecedentes pessoais, familiares e sociais**: solteiro, conflitos familiares, com histórico de problemas legais e desrespeito às normas sociais desde a adolescência.

- **Exame psíquico**: indiferença às normas, manipulação, empatia diminuída, ausência de remorso.

- **Hipótese diagnóstica**: transtorno de personalidade antissocial.

- **Plano de cuidados/tratamento**: foco em intervenções comportamentais para reduzir impulsividade e agressividade. Encaminhamento para terapia individual, visando trabalhar empatia e responsabilidade pessoal. Monitoramento legal e possível envolvimento em programas de reabilitação social e profissional.

4 – Transtorno de personalidade borderline

Relato completo do caso: J. P. D., 29 anos, solteiro, trabalha como *bartender* em um bar noturno. Desde a adolescência, apresenta dificuldades de relacionamento e um padrão de comportamento impulsivo. Embora tenha completado o ensino médio, abandonou várias oportunidades de cursos técnicos e universitários por perda de interesse. Em relacionamentos, ele costuma alternar entre uma intensa aproximação e episódios de raiva, o que resulta em constantes términos e reconciliações. Nos últimos cinco anos, J. P. D. teve seis relacionamentos que terminaram de forma abrupta. Ele sempre relata sentir-se "vazio" e teme profundamente o abandono, o que o leva a comportamentos como ameaças de autolesão para evitar o fim dos relacionamentos. J. P. D. tem um histórico de automutilação e, após discussões com parceiros ou familiares, frequentemente ingere grandes quantidades de álcool para aliviar a dor emocional. Em sua vida profissional, a instabilidade emocional impacta o seu desempenho, levando a advertências no trabalho. Apesar do apoio oferecido por colegas, rejeita a ajuda, interpretando-a como uma ameaça à sua autonomia.

Análise estruturada do caso – Transtorno de personalidade borderline

- **Identificação do paciente**: J. P. D., sexo masculino, 29 anos, *bartender*.

- **Queixa principal**: "Não consigo manter nenhum relacionamento, tudo termina em briga".

- **História da doença atual:** comportamentos impulsivos, instabilidade afetiva, sentimentos de vazio e medo de abandono, com autolesão e uso excessivo de álcool.

- **Antecedentes pessoais, familiares e sociais:** solteiro, com histórico de abandono escolar e abuso de álcool.

- **Exame psíquico:** instabilidade de humor, explosões de raiva, impulsividade, sentimentos crônicos de vazio e desespero em relação ao abandono.

- **Hipótese diagnóstica:** transtorno de personalidade borderline.

- **Plano de cuidados/tratamento:** terapia dialética comportamental (TDC) para controle da impulsividade e regulação emocional. O uso de estabilizadores de humor pode ser indicado, com foco na redução de autolesões e impulsividade. Encaminhamento para grupos de apoio e possível terapia familiar.

5 – Transtorno de personalidade histriônica

Relato completo do caso: L. G. R., 27 anos, trabalha como promotora de eventos e é conhecida por seu comportamento chamativo e tendência a buscar atenção constante. Com sua aparência extravagante e comportamento teatral, L. G. R. atrai olhares por onde passa. Ela costuma adotar posturas sedutoras com colegas de trabalho e conhecidos, o que resulta em situações constrangedoras em alguns eventos. Em interações sociais, ela frequentemente dramatiza os fatos e mostra-se exageradamente emocionada, relatando que "ninguém a valoriza de verdade". L. G. R. é solteira e já teve relacionamentos breves e intensos, que terminaram devido à sua necessidade excessiva de atenção e validação constante. Em casa, descreve-se como solitária e sente-se "vazia" quando não está no centro das atenções. Sua emotividade superficial e lábil a torna suscetível a influências externas, mudando frequentemente de opinião conforme o ambiente ou companhia. Dramatiza em excesso os sentimentos tendo sempre por objetivo chamar a atenção e fazer com que os outros se preocupem com ela. Tabagista, usa bebidas alcóolicas esporadicamente. Nega problemas de saúde, afirma somente sofrer pela incompreensão das pessoas e pela falta de alguém que cuide da mesma.

Análise estruturada do caso – Transtorno de personalidade histriônica

- **Identificação do paciente**: L. G. R., sexo feminino, 27 anos, promotora de eventos.

- **Queixa principal**: "As pessoas não me dão a atenção que mereço".

- **História da doença atual**: comportamento chamativo e sedutor, necessidade de ser o centro das atenções, emocionalmente lábil, e tendência à dramatização.

- **Antecedentes pessoais, familiares e sociais**: solteira, com histórico de relações instáveis e vazio emocional quando não recebe atenção.

- **Exame psíquico**: emotividade exagerada, alta sugestionabilidade, comportamento teatral e busca constante de validação.

- **Hipótese diagnóstica**: transtorno de personalidade histriônica.

- **Plano de cuidados/tratamento**: terapia cognitivo-comportamental para melhorar a percepção das interações sociais e reduzir comportamentos excessivamente dramáticos. Foco no desenvolvimento de autoconfiança e de relações mais autênticas. Psicoterapia de apoio para explorar o vazio emocional e aumentar a resiliência.

6 – Transtorno de personalidade narcisista

Relato completo do caso: A. C. T., 35 anos, é uma bem-sucedida profissional de marketing, solteira e sem filhos. A. C. T. possui uma reputação de competência, mas é também conhecida por sua arrogância e senso de superioridade. Embora tenha alcançado várias promoções, frequentemente se sente incompreendida e afirma que seus colegas e chefes "não estão à sua altura". Em casa, mantém um relacionamento distante com os pais e irmãos, que descrevem sua atitude como "fria" e "desdenhosa". A. C. T. reage com hostilidade a qualquer crítica, independentemente de sua natureza, e em uma ocasião pediu demissão de uma empresa quando um chefe sugeriu que ela poderia melhorar seu desempenho. Além disso, ela exibe comportamentos exploratórios, utilizando os colegas para alcançar suas metas profissionais. Evita eventos familiares, afirmando que os considera "inferiores" e de pouca relevância para seu crescimento. Com amigos, exige constante admiração e validação, o que muitas vezes resulta em conflitos e rompimentos.

Análise estruturada do caso – Transtorno de personalidade narcisista

- **Identificação do paciente**: A. C. T., sexo feminino, 35 anos, profissional de marketing.

- **Queixa principal**: "Ninguém entende a grandeza do meu trabalho".

- **História da doença atual**: comportamento arrogante, necessidade de admiração constante, reações desproporcionais a críticas e distanciamento social.

- **Antecedentes pessoais, familiares e sociais**: solteira, com histórico de conflitos familiares e sociais devido ao senso inflado de superioridade.

- **Exame psíquico**: senso inflado de importância, intolerância à crítica, comportamento explorador.

- **Hipótese diagnóstica**: transtorno de personalidade narcisista.

- **Plano de cuidados/tratamento**: terapia cognitivo-comportamental para desenvolver empatia e resiliência a críticas. Orientação para melhorar habilidades interpessoais e reduzir comportamentos exploradores. Pode ser necessário treinamento em habilidades sociais para diminuir o isolamento.

7 – Transtorno de personalidade evitativa

Relato completo do caso: F. M. C., 33 anos, é um analista de sistemas que evita a maioria das interações sociais, inclusive com colegas de trabalho e familiares. Apesar de desejar conexões interpessoais, sente um medo intenso de ser julgado ou criticado, especialmente em situações que envolvem exposição pública. Essa timidez e insegurança o impedem de participar de reuniões e eventos sociais, mesmo que sejam organizados por familiares. F. M. C. é solteiro e mantém uma rotina solitária. Embora sua formação em tecnologia tenha lhe garantido um emprego estável, ele sente-se frequentemente inadequado e inferior aos colegas. Sua baixa autoestima o faz evitar encontros sociais e oportunidades de promoção, o que agrava seu isolamento e a ansiedade. Ele nunca buscou tratamento e acredita que ninguém poderia realmente ajudá-lo a superar esse sentimento.

Análise estruturada do caso – Transtorno de personalidade evitativa

- **Identificação do paciente**: F. M. C., sexo masculino, 33 anos, analista de sistemas.

- **Queixa principal**: "Tenho medo de ser criticado ou de parecer inadequado".

- **História da doença atual**: evitação de interações sociais por medo de julgamento, ansiedade social e desejo reprimido de interação interpessoal.

- **Antecedentes pessoais, familiares e sociais**: solteiro, histórico de isolamento e baixa autoestima.

- **Exame psíquico**: ansiedade social, baixa autoestima, comportamento evitativo.

- **Hipótese diagnóstica**: transtorno de personalidade evitativa.

- **Plano de cuidados/tratamento**: terapia cognitivo-comportamental para reduzir a ansiedade social e aumentar a confiança.

Técnicas de exposição gradual podem ser usadas para enfrentar situações sociais temidas. Terapia em grupo é recomendada para ajudar a construir habilidades sociais.

8 – Transtorno de personalidade dependente

Relato completo do caso: B. F. R., 24 anos, estudante de pedagogia, apresenta um padrão comportamental de extrema dependência em relação aos pais e ao namorado, sentindo-se incapaz de tomar decisões diárias sem o apoio ou orientação dos outros. Quando precisa escolher algo simples, como o que vestir ou onde almoçar, sente uma grande insegurança e busca constantemente reafirmação, temendo cometer erros. Em seus relacionamentos, especialmente com o namorado, demonstra um comportamento submisso e evita qualquer tipo de conflito, muitas vezes cedendo aos desejos dos outros para evitar o risco de ser rejeitada. Ela vive com os pais, que sempre atenderam suas necessidades de forma muito próxima e isso reforçou sua dependência ao longo dos anos. B. F. R. já enfrentou dificuldades acadêmicas devido à indecisão e ao medo de enfrentar desafios sem apoio constante. Nunca foi hospitalizada por problemas de saúde, mas relata episódios de ansiedade intensa quando precisa tomar decisões sozinha. Em suas relações, ela se descreve como alguém que "não sabe viver sem os outros" e admite que evita confrontar as próprias vontades em prol da aprovação dos que a cercam.

Análise estruturada do caso – Transtorno de personalidade dependente

- **Identificação do paciente**: B. F. R., sexo feminino, 24 anos, estudante de pedagogia.

- **Queixa principal**: "Não consigo tomar decisões sozinha e tenho medo de ficar sozinha".

- **História da doença atual**: comportamento de dependência extrema, busca constante por reafirmação e submissa em relações, especialmente nos relacionamentos amorosos e familiares.

- **Antecedentes pessoais, familiares e sociais:** solteira, mora com os pais, com histórico de dependência emocional e baixa autonomia.

- **Exame psíquico:** dependência emocional, dificuldade em tomar decisões de forma autônoma, submissão e medo de abandono.

- **Hipótese diagnóstica:** transtorno de personalidade dependente.

- **Plano de cuidados/tratamento:** terapia cognitivo-comportamental focada no desenvolvimento de autonomia e habilidades para tomada de decisões. Incentivo à independência por meio de exposições graduais a situações que promovam confiança em si mesma. Apoio familiar pode ser recomendado para reduzir a dependência e estimular a assertividade de B. F. R.

9 – Transtorno de personalidade obsessivo-compulsiva

Relato completo do caso: G. R. M., 45 anos, advogado, apresenta um padrão obsessivo de comportamento relacionado à organização e ao perfeccionismo. Sua atenção aos detalhes e sua incapacidade de delegar tarefas afetam diretamente sua produtividade, levando-o a dedicar mais tempo do que o necessário a cada caso em que trabalha. G. R. M. evita que outros interfiram em suas tarefas, convencido de que ninguém pode executar com a mesma precisão que ele. Em casa, a situação é similar: ele organiza tudo minuciosamente e se irrita quando os familiares não seguem o mesmo padrão. Casado e pai de um filho adolescente, G. R. M. impõe aos familiares as mesmas exigências de perfeição, o que resulta em conflitos constantes. Em uma ocasião, ele discutiu com a esposa por semanas após ela reorganizar uma gaveta sem consultar suas preferências. Sua rigidez e necessidade de controle têm afetado seu relacionamento com a família e suas atividades de lazer, já que ele raramente aceita participar de eventos que não estejam estritamente organizados.

Análise estruturada do caso – Transtorno de personalidade obsessivo-compulsiva

- **Identificação do paciente**: G. R. M., sexo masculino, 45 anos, advogado.

- **Queixa principal**: "Preciso que tudo seja feito com perfeição, e ninguém consegue fazer como eu".

- **História da doença atual**: comportamento rígido e obsessivo com detalhes, perfeccionismo extremo, dificuldade em delegar tarefas e ansiedade quando não pode controlar situações.

- **Antecedentes pessoais, familiares e sociais**: casado, pai de um filho, com histórico de conflitos familiares relacionados a seu perfeccionismo e rigidez.

- **Exame psíquico**: comportamento obsessivo, perfeccionismo excessivo, resistência em delegar e ansiedade em situações desorganizadas.

- **Hipótese diagnóstica**: transtorno de personalidade obsessivo-compulsiva.

- **Plano de cuidados/tratamento**: terapia cognitivo-comportamental para reduzir os comportamentos rígidos e desenvolver flexibilidade nas interações familiares e profissionais. Treinamento para gerenciamento de ansiedade e técnicas de relaxamento para reduzir o controle excessivo. Aconselhamento familiar pode auxiliar na melhoria da dinâmica familiar e na adaptação do paciente às demandas dos outros.

10 - Personalidade psicopática – tipo agressivo

Relato completo do caso: C. T. F., 35 anos, tem uma longa história de explosões de raiva e violência desde a adolescência. Frequentemente envolvido em confrontos físicos e verbais, C. T. F. sente uma sensação de alívio temporária após os episódios agressivos, mas logo retorna ao estado de tensão. Ele vive isolado socialmente, já que as pessoas ao seu redor tendem a evitá-lo devido ao medo que inspira. Familiares relatam que ele nunca expressa remorso e sempre justifica sua agressividade como uma defesa contra "desrespeito" alheio. C. T. F. é solteiro e possui um relacionamento distante com a família, que não aprova seu comportamento. Ele já foi detido várias vezes por brigas e desordem pública, mas nunca mostrou interesse em mudar. Suas reações impulsivas dificultam a manutenção de empregos, embora ele já tenha trabalhado em diferentes funções temporárias. Em situações públicas, C. T. F. não hesita em provocar ou reagir de forma agressiva quando sente que sua autoridade está sendo questionada. Em uma ocasião recente, ele foi detido por agredir um homem que, segundo ele, "o encarou de forma ameaçadora". Para C. T. F., essas interações são justificadas como respostas à "falta de respeito" e ele considera que sua reação agressiva é totalmente legítima. Ele nunca se arrepende do que faz e não reconhece a necessidade de mudar seu comportamento, mostrando total indiferença aos sentimentos dos outros e ao impacto de suas atitudes nas vidas das pessoas ao seu redor.

Análise estruturada do caso – Personalidade psicopática agressiva

- **Identificação do paciente**: C. T. F., sexo masculino, 35 anos, sem ocupação fixa.

- **Queixa principal**: não relata problemas; justifica suas atitudes como defesa contra desrespeito.

- **História da doença atual**: comportamento explosivo com agressões físicas e verbais frequentes; sensação de alívio temporário após episódios de violência, diferenciando-se de um transtorno de personalidade antissocial, no qual a ausência de empatia e desrespeito às normas são contínuos e calculados.

- **Antecedentes pessoais, familiares e sociais**: histórico de conflitos desde a adolescência, com isolamento social devido ao medo que causa nas pessoas próximas.

- **Exame psíquico**: agressividade intensa, ausência de remorso, justificativas para violência.

- **Hipótese diagnóstica**: personalidade psicopática – tipo agressivo.

- **Plano de cuidados/tratamento**: intervenções psicossociais para monitoramento e controle de impulsos. Terapia de controle de raiva e terapia cognitivo-comportamental para desenvolver autoconsciência e habilidades sociais. Participação em programas de reabilitação com enfoque em habilidades de resolução de conflitos. Em casos graves, internação temporária para segurança de terceiros.

11 – Personalidade psicopática – tipo inadaptado

Relato completo do caso: M. A. C., 28 anos, é um homem carismático e envolvente que, apesar de sua simpatia inicial, tem um histórico marcado pela manipulação e exploração dos outros. Conhecido por mudar de emprego com frequência, ele sempre justifica suas saídas culpando colegas "incompetentes" ou chefes "injustos", raramente reconhecendo qualquer responsabilidade própria. Em seus relacionamentos amorosos, M. A. C. é inicialmente encantador, mas, com o tempo, passa a explorar emocional e financeiramente seus parceiros, envolvendo-os em chantagens emocionais e manipulações para conseguir benefícios. Com frequência, ele faz com que seus parceiros se sintam culpados ou responsáveis pelo seu bem-estar, mesmo quando suas demandas são excessivas. Na vida pessoal, M. A. C. demonstra uma completa indiferença pelos sentimentos e necessidades dos outros, evidenciada pela ausência de empatia e pela frieza ao reagir ao sofrimento alheio. Ele reage às emoções dos outros com desprezo ou indiferença, usando suas vulnerabilidades para manipulação. Em várias ocasiões, quando confrontado com as consequências de suas atitudes, ele exibe uma postura egocêntrica, colocando-se como vítima de injustiças imaginárias e culpando todos ao redor. Criado em um ambiente familiar instável, M. A. C. desde jovem aprendeu a utilizar dissimulação e chantagem para conseguir o que queria, tornando-se especialista em manipular os outros para alcançar seus objetivos. Embora tenha iniciado alguns cursos profissionais, abandonou todos, justificando suas desistências com "falta de apoio" ou "ambiente hostil", em vez de admitir sua própria falta de compromisso. Ele também faz uso recreativo de álcool, mas minimiza sua relevância e nunca admite que esse hábito afete seu comportamento ou decisões. Pessoas próximas afirmam que ele vive em uma "realidade distorcida", manipulando narrativas para manter sua imagem intocada e sempre fugir de qualquer responsabilidade.

Análise estruturada do caso – Personalidade psicopática inadaptada

- **Identificação do paciente**: M. A. C., sexo masculino, 28 anos, sem ocupação estável.

- **Queixa principal**: nega problemas e culpa terceiros por dificuldades.

- **História da doença atual**: padrão de manipulação, irresponsabilidade em compromissos e vitimização constante. Incapaz de manter empregos e relacionamentos duradouros.

- **Antecedentes pessoais, familiares e sociais**: instabilidade ocupacional e afetiva, manipulação e desrespeito às normas.

- **Exame psíquico**: manipulação, distorção da realidade e falta de responsabilidade.

- **Hipótese diagnóstica**: personalidade psicopática – tipo inadaptado.

- **Plano de cuidados/tratamento**: terapia cognitivo-comportamental para estabelecer consciência de suas ações e desenvolver a responsabilidade pessoal. Envolvimento em atividades comunitárias com supervisão para cultivar habilidades de relacionamento saudável. Monitoramento de uso de substâncias, embora não aparente abuso significativo, e acompanhamento psicológico frequente.

REFERÊNCIAS

AMERICAN PSYCHIATRIC ASSOCIATION. **Manual diagnóstico e estatístico de transtornos mentais**: DSM-5. Washington, DC: APA, 2013.

BASKIN-SOMMERS, A.; BYRNE, J.; REICH, A. **The future of psychopathy treatment**. Cambridge: Cambridge University Press, 2019.

BASKIN-SOMMERS, A.; NEWMAN, J. **Interventions for high-risk psychopathic offenders**. Oxford: Oxford University Press, 2018.

BECKWITH, A.; RHODEWALT, F. **Transtornos obsessivo-compulsivos e controle emocional.** Boston: Mind Press, 2017.

CLECKLEY, H. **The Mask of Sanity.** Augusta: Emily S. Cleckley, 2016.

DOLAN, M. **Psychopathy and risk assessment:** A guide for forensic clinicians. London: Oxford University Press, 2018.

DURAND, V.; BARLOW, D. **Bases biológicas da personalidade e suas interações ambientais.** São Paulo: Editora Medline, 2022.

FOOTE, B.; AUSTIN, J.; BLANCHARD, C. **Estudos de personalidade e comportamento.** New York: Pearson, 2016.

GAO, Y.; RAINE, A. **The anatomy of violence:** The biological roots of crime. London: Penguin Press, 2019.

GANSLEV, L.; MORRISSON, K.; JAMESON, B. **Transtornos de personalidade esquizoide e esquizotípico:** uma análise clínica. Toronto: Clinical Psychology, 2020.

GENTILE, J.; COHEN, B.; POIRIER, J. **Transtornos emocionais e a personalidade borderline.** Paris: Éditions Psy, 2013.

GONZALEZ, P.; FERREIRA, M.; SANTOS, R. **A personalidade e o ambiente:** uma visão comportamental. Rio de Janeiro: Editora Psicologia Viva, 2020.

HARE, R. Without Conscience: **The Disturbing World of the Psychopaths Among Us.** New York: The Guilford Press, 2016.

JOHNSON, L.; SMITH, K.; BROWN, M. **Análise epidemiológica dos transtornos de personalidade.** Boston: Health Press, 2020.

KAPLAN, J.; MILLER, T.; JAMES, S. **Biologia e personalidade:** uma abordagem genética. New York: Medical Press, 2019.

KESSLER, R.; BRESLAU, N. **Psychological aspects of personality disorders.** Cambridge: Harvard University Press, 2017.

LILIENFELD, S.; WATTS, A.; SMITH, S. **Psychopathy and criminal behavior:** A psychological perspective. Oxford: Oxford University Press, 2019.

MALCOLM, M. **Dependência emocional e transtornos de personalidade.** New York: Springer, 2018.

MALCOLM, M. **Histriônico e narcisismo**: uma visão comportamental. New York: Springer, 2015.

MARALDI, P.; OLIVEIRA, R.; MARINHO, G. **Evitando o julgamento**: a personalidade evitativa. São Paulo: Editora Interações, 2017.

MCCORD, W. **The Psychopathic Mind**: Origins, Dynamics, and Treatment. New York: Routledge, 2017.

MORF, C.; RHODEWALT, F. **A psicologia do narcisismo**. London: Routledge, 2018.

NUNES, R.; SILVA, T. **Teoria da personalidade e influências ambientais**. São Paulo: Editora Acadêmica, 2021.

PARIS, J. **Borderline personality and emotional instability**. Cambridge: Cambridge University Press, 2018.

PEREIRA, L.; ALMEIDA, J. **Personalidade e genética**: uma abordagem contemporânea. Porto Alegre: Editora Saúde Mental, 2019.

THOMPSON, L.; ADAMS, M.; PARKER, R. **Transtornos de personalidade e neurociências**. Porto Alegre: Editora Psiquiatria Moderna, 2019.

WIDIGER, T. **The Oxford Handbook of Personality Disorders**. New York: Oxford University Press, 2018.

WORLD HEALTH ORGANIZATION (WHO). **International Classification of Diseases (ICD-11) for Mortality and Morbidity Statistics**. Geneva: WHO Press, 2019.

CAPÍTULO IV

TRANSTORNOS NEURÓTICOS

Prof. Dr. Richardson Miranda Machado
Helena Rita de Jesus Carvalho
Jéssica Luiza Ferreira
Lorrany Gabrielly Faria Costa
Thamires Santos Mendonça

TRANSTORNOS DE ANSIEDADE GENERALIZADA

TRANSTORNOS FÓBICOS-ANSIOSOS

TRANSTORNO OBSESSIVO-COMPULSIVO

TRANSTORNOS DE REAÇÃO AO ESTRESSE

TRANSTORNO DE ADAPTAÇÃO

TRANSTORNOS SOMATOFORMES

CASOS CLÍNICOS, DIAGNÓSTICO E TRATAMENTO

TRANSTORNOS DE ANSIEDADE GENERALIZADA

A ansiedade é uma resposta natural do sistema nervoso central em situações de perigo ou eventos significativos, exercendo uma função adaptativa que prepara o organismo para responder a estímulos ameaçadores. No entanto, no Transtorno de Ansiedade Generalizada (TAG), essa resposta torna-se patológica, caracterizando-se por uma preocupação constante e irracional, mesmo sem a presença de um perigo real. Diferente da ansiedade adaptativa, o TAG se manifesta de forma persistente, afetando funções mentais e sociais e, muitas vezes, culminando em episódios de pânico. Estudos indicam que o TAG é um dos transtornos psiquiátricos mais prevalentes, com cerca de 20 a 25% dos pacientes em centros de saúde mental apresentando esse diagnóstico (Andrade *et al.*, 2022). Em geral, o TAG surge na adolescência ou antes dos 30 anos, podendo também ocorrer em idosos, e acomete tanto homens quanto mulheres, sem distinção de classe social (Coutinho; Filgueiras; De Sousa, 2021).

No TAG, ocorre um aumento na atividade do sistema nervoso simpático e, consequentemente, na produção de hormônios como adrenalina, noradrenalina e cortisol, resultante da ativação do córtex adrenal e da medula adrenal. Esse aumento amplifica os sintomas físicos da ansiedade, incluindo elevação da frequência cardíaca e redistribuição do fluxo sanguíneo para os músculos periféricos (Filgueiras; De Sousa, 2020). A presença contínua de altos níveis de adrenalina e cortisol em estados de ansiedade prolongada está associada a um risco aumentado de complicações cardiovasculares, como o infarto do miocárdio (Muller; Hirshfeld, 2022).

Os sintomas do TAG variam, incluindo uma combinação de sensações físicas e emocionais. Muitos pacientes relatam uma constante sensação de apreensão e medo, frequentemente acompanhada de sentimentos de morte iminente, receio de perder o controle ou "enlouquecer". Esses sintomas psicológicos afetam funções cognitivas como concentração, memória e julgamento (Reis; Donato, 2022). Fisicamente, o TAG pode se manifestar através de insônia, diminuição da libido, taquicardia, sudorese e sintomas gastrointestinais, como náusea e diarreia (Pimenta *et al.*, 2021).

Nos casos mais graves, a ansiedade gera deterioração das relações interpessoais e do desempenho ocupacional, agravando as consequências emocionais e sociais do transtorno. Em alguns casos, o TAG pode desencadear outras condições psiquiátricas, como depressão e fobias (Lopes; Bernstein, 2019).

O TAG é classificado como um transtorno mental muitas vezes associado a quadros depressivos, sendo mais prevalente em mulheres e pessoas de baixa condição socioeconômica. Estudos realizados em Centros de Atenção Psicossocial no Brasil indicam que 17% dos pacientes atendidos possuem transtornos de ansiedade, dos quais 78% são mulheres (Pinho; Araújo, 2023). A idade de início do TAG pode ser precoce, impactando negativamente o desenvolvimento social e acadêmico (Hirshfeld; Bernstein; Borchardt, 2021). Em adolescentes, a prevalência de sintomas do TAG atinge 30%, com incidência maior entre meninas (Kessler *et al.*, 2015).

O diagnóstico do TAG é baseado na análise dos sintomas e no impacto funcional na vida do paciente. A ansiedade é considerada patológica quando é desproporcional ao estímulo e persiste mesmo após a eliminação do fator desencadeante. Esse transtorno interfere na qualidade de vida e nas atividades cotidianas do indivíduo (Miller; Lee, 2022). A Classificação Internacional de Doenças (CID-11) inclui o TAG entre os transtornos ansiosos, abrangendo também o transtorno de pânico e as fobias (Gonzalez; Santos; Ferreira, 2023).

O tratamento do TAG envolve tanto farmacoterapia quanto psicoterapia. Os inibidores seletivos de recaptação de serotonina, como fluoxetina e paroxetina, são a primeira linha de intervenção, podendo ser associados a benzodiazepínicos para manejo de crises. Em casos resistentes ao tratamento, tricíclicos ou antipsicóticos atípicos podem ser considerados (Baskin-Sommers; Byrne; Reich, 2021). A psicoterapia, especialmente a terapia cognitivo-comportamental (TCC), é eficaz na correção de distorções cognitivas e na redução de sintomas somáticos (Kaplan; Miller; James, 2023). A inclusão da família é essencial para o sucesso terapêutico, pois o apoio familiar melhora a adesão ao tratamento e o bem-estar geral do paciente (Gask; Richards; Lovell, 2022).

A prevenção do TAG envolve um conjunto de estratégias que buscam identificar fatores de risco e promover estilos de vida e ambientes saudáveis, visando minimizar as chances de desenvolvimento do transtorno. Entre as principais medidas preventivas estão:

1. Educação e conscientização: informar a população sobre os sintomas de ansiedade e os fatores de risco associados ao TAG é fundamental para a identificação precoce e para a procura por tratamento adequado.

2. Promoção de habilidades de enfrentamento: ensinar habilidades de enfrentamento e manejo do estresse, como técnicas de respiração, *mindfulness* e relaxamento, pode ser eficaz para prevenir o surgimento de sintomas ansiosos.

3. Fortalecimento dos vínculos sociais: a criação e manutenção de uma rede de suporte social são essenciais para a saúde mental. Incentivar o fortalecimento dos laços familiares e das amizades pode ajudar as pessoas a desenvolverem mecanismos de resiliência emocional.

4. Intervenções precoces em crianças e adolescentes: estratégias que promovam a resiliência, o autocuidado e a comunicação emocional nas escolas podem ajudar a reduzir os fatores de risco associados ao desenvolvimento de transtornos de ansiedade.

5. ncentivo a estilos de vida saudáveis: práticas como o hábito de atividade física, alimentação equilibrada e sono de qualidade desempenham um papel importante na prevenção de transtornos de ansiedade.

TRANSTORNOS FÓBICOS-ANSIOSOS

A palavra "fobia" vem do grego *phóbos*, que significa "medo" ou "aversão". Em termos médicos e psicológicos, fobia refere-se a um medo intenso e irracional de objetos, situações ou atividades específicas, que geralmente não representam uma ameaça real. Esse medo é desproporcional ao perigo e leva a reações de ansiedade extremas, podendo interferir na vida cotidiana da pessoa, que muitas vezes evita a situação ou objeto fóbico para reduzir o desconforto e a ansiedade.

Os indivíduos com transtornos fóbicos-ansiosos frequentemente evitam ou suportam tais situações com temor intenso, manifestando sintomas como palpitações, sensação de desmaio, medo de perder o controle, medo de morrer ou de enlouquecer. Mesmo a simples antecipação da situação fóbica pode gerar ansiedade significativa, fenômeno conhecido como "ansiedade antecipatória" (American Psychiatric Association, 2013).

A prevalência dos transtornos fóbicos-ansiosos varia de acordo com a população estudada e os métodos diagnósticos empregados. Globalmente, estima-se que cerca de 7% da população possa ser afetada por algum tipo de fobia específica ao longo da vida, com maior prevalência entre mulheres. No caso da fobia social, os dados epidemiológicos apontam para uma prevalência global de aproximadamente 4%, com início geralmente na adolescência. A agorafobia, que frequentemente se associa a ataques de pânico, é diagnosticada em cerca de 1 a 2% da população, sendo mais comum em mulheres e com pico de incidência no início da idade adulta (Bandelow; Michaelis, 2015; Kessler *et al.*, 2015).

Estudos internacionais mostram que os transtornos fóbicos estão entre os transtornos mentais mais comuns e, quando não tratados, podem levar a um sofrimento prolongado e prejuízos funcionais substanciais. A presença de comorbidades, como depressão e outros transtornos mentais, é comum, o que pode agravar o quadro e complicar o tratamento. Além disso, transtornos fóbicos-ansiosos podem contribuir para o aumento do uso de substâncias como uma tentativa de autogerenciamento dos sintomas, elevando o risco de abuso e dependência de álcool e outras drogas (Kleinman, 2019).

No Brasil, dados recentes indicam que os transtornos fóbicos afetam cerca de 9,3% da população. As taxas são particularmente elevadas em grandes centros urbanos, onde o ritmo acelerado e as condições de vida podem intensificar o estresse e a ansiedade. Além disso, a fobia social tem se destacado como uma condição prevalente entre jovens e adultos jovens, com impacto significativo no desempenho acadêmico e profissional, devido ao medo de avaliação e ao comportamento de esquiva social (Baptista *et al.*, 2020; Coutinho; Filgueiras; De Sousa, 2021).

A seguir, serão discutidos os principais tipos de transtornos fóbicos-ansiosos, incluindo suas manifestações clínicas e características diagnósticas.

Agorafobia

A agorafobia caracteriza-se pelo medo de estar em lugares ou situações dos quais pode ser difícil escapar ou onde a ajuda não estaria prontamente disponível em caso de emergência. Esse medo geralmente envolve estar em multidões ou locais públicos, sair de casa ou utilizar meios de transporte como trens e ônibus. A agorafobia é popularmente conhecida como síndrome do pânico e está frequentemente associada a ataques de ansiedade. É comum que pessoas com agorafobia adotem condutas de esquiva para evitar os locais e situações temidas, o que pode limitar severamente suas atividades diárias. Cerca de 80% dos indivíduos com agorafobia são do sexo feminino, e o início da condição ocorre tipicamente no início da idade adulta (Gask *et al.*, 2018).

Fobia social

A fobia social é caracterizada por um medo intenso de situações onde o indivíduo possa ser avaliado pelos outros, como falar em público, comer ou beber em público, e até mesmo escrever ou assinar documentos na presença de outras pessoas. Esse medo excessivo de ser observado e criticado gera forte ansiedade e comportamentos evitativos, o que pode afetar a autoestima e prejudicar as relações sociais. Nos casos graves, os sintomas podem evoluir para ataques de pânico. Esse transtorno, conhecido também como "neurose social" ou "antropofobia", tende a manifestar-se no final da adolescência ou no início da idade adulta e afeta aproximadamente 60% de mulheres entre os diagnosticados (Pinho; Araújo, 2023).

Fobias específicas

As fobias específicas envolvem medos irracionais de objetos ou situações específicas, tais como certos animais, altura, escuridão, voos, e procedimentos médicos, como ir ao dentista. Apesar de serem consideradas inofensivas, essas situações podem provocar pânico extremo nos indivíduos que sofrem da fobia. Alguns tipos comuns de fobia incluem medo de altura (acrofobia), medo de espaços fechados (claustrofobia), medo de aranhas (aracnofobia), e medo de sangue (hematofobia). As fobias específicas geralmente começam na infância e podem se manter ao longo da vida se não forem tratadas, mas costumam responder bem à terapia de dessensibilização sistemática (Coutinho; Filgueiras; De Sousa, 2021).

Etiologia e tratamento dos transtornos fóbicos-ansiosos

Os transtornos fóbicos-ansiosos são influenciados por uma complexa interação de fatores biológicos, psicológicos e sociais. Entre os fatores biológicos, a predisposição genética desempenha um papel importante, com estudos indicando que aproximadamente 21% dos pacientes apresentam uma predisposição hereditária para desenvolver fobias. Fatores ambientais, como experiências traumáticas na infância, também contribuem significativamente. Crianças criadas por pais ansiosos podem aprender padrões de comportamento ansioso, desenvolvendo um círculo vicioso de ansiedade na dinâmica familiar (Lipp, 2021).

É essencial diferenciar os transtornos fóbicos-ansiosos de condições médicas ou psiquiátricas que possam apresentar sintomas de ansiedade, como tireotoxicose, hipoglicemia e hipertensão. Além disso, outros transtornos psiquiátricos, como depressão e esquizofrenia, podem apresentar ansiedade como sintoma secundário. Uma avaliação cuidadosa e abrangente é necessária para estabelecer um diagnóstico preciso e adequado (Kaplan; Miller; James, 2023).

O tratamento dos transtornos fóbicos-ansiosos requer uma abordagem multidisciplinar, combinando intervenções psicossociais e farmacológicas. A ansiedade aguda pode ser manejada com benzodiazepínicos para proporcionar alívio imediato, embora o uso a longo prazo seja desaconselhado devido ao risco de dependência. Em casos de ansiedade crônica ou associada à fobia, antidepressivos tricíclicos e inibidores seletivos de recaptação de serotonina são comumente indicados, especialmente para condições de longo prazo. A terapia cognitivo-comportamental (TCC) e a terapia de exposição são intervenções psicoterápicas eficazes para reduzir o medo e a evitação, permitindo que os pacientes confrontem gradualmente as situações que geram ansiedade (Kaplan; Miller; James, 2023).

Além do suporte farmacológico e psicoterapêutico, a participação familiar é fundamental para apoiar o paciente no enfrentamento do transtorno e na adesão ao tratamento. O envolvimento da família pode oferecer suporte emocional e encorajar o indivíduo a enfrentar os medos, contribuindo para uma melhora da qualidade de vida e redução do estigma associado aos transtornos fóbicos-ansiosos (Lopes; Bernstein, 2019).

A prevenção dos transtornos fóbicos-ansiosos envolve uma abordagem multifatorial, com foco no fortalecimento da resiliência emocional e no desenvolvimento de habilidades de enfrentamento desde a infância. A identificação precoce de fatores de risco, como histórico familiar de transtornos ansiosos ou experiências traumáticas, pode auxiliar na implementação de intervenções preventivas (Jones *et al*; 2021).

TRANSTORNO OBSESSIVO-COMPULSIVO

O transtorno obsessivo-compulsivo (TOC) é um transtorno mental caracterizado pela presença de obsessões e/ou compulsões que causam sofrimento significativo, interferindo na vida diária do indivíduo.

- **Obsessões:** são pensamentos, imagens ou impulsos intrusivos e recorrentes, que a pessoa percebe como indesejados, mas que não consegue afastar. Esses pensamentos geram intensa ansiedade ou desconforto, como a preocupação com contaminação, dúvida excessiva ou medo de cometer erros.

- **Compulsões:** são comportamentos ou rituais repetitivos, que o indivíduo sente a necessidade de realizar para aliviar a ansiedade causada pelas obsessões. Exemplos incluem lavar as mãos repetidamente, conferir portas e janelas, ou organizar objetos de maneira específica.

O TOC ocorre de forma persistente e repetitiva, impactando diretamente a qualidade de vida e funcionalidade social, acadêmica e profissional do indivíduo. As obsessões são pensamentos, representações ou impulsos que se repetem involuntariamente na mente do paciente, causando-lhe grande desconforto. Apesar de serem reconhecidos como intrusivos e indesejados, o paciente não consegue evitá-los, o que acarreta elevado nível de ansiedade. Em contrapartida, as compulsões referem-se a comportamentos ou rituais que o indivíduo se sente impelido a realizar repetidamente, em uma tentativa ineficaz de reduzir o mal-estar associado às obsessões ou para prevenir um possível evento temido, ainda que esse evento seja objetivamente improvável (American Psychiatric Association, 2020).

Distinguir as ideias obsessivas das ideias delirantes é essencial para o diagnóstico diferencial do TOC. As obsessões são pensamentos percebidos pelo indivíduo como ilógicos e que ele tenta, sem sucesso, resistir.

Já as ideias delirantes são crenças rígidas que o paciente considera reais, sendo muito mais difíceis de modificar. Além disso, diferenciam-se das ideias supervalorizadas, que são crenças exacerbadas, mas que podem ser parcialmente moduladas, como ocorre nas superstições (Mayo-Wilson; 2021).

O TOC é mais prevalente na adolescência e no início da vida adulta, embora possa ocorrer em qualquer fase da vida. Estima-se que sua prevalência ao longo da vida seja de aproximadamente 2 a 3%, o que o torna um dos transtornos mentais mais frequentes (National Institute of Mental Health, 2021). Frequentemente, o TOC coexiste com outros transtornos mentais, como transtornos ansiosos e depressivos, o que agrava ainda mais o quadro clínico e intensifica a deterioração funcional do paciente. Essas comorbidades dificultam o diagnóstico e o tratamento, pois, em muitos casos, apenas os outros transtornos são identificados e tratados, enquanto o TOC permanece sem a atenção adequada. Aspectos socioculturais e demográficos também influenciam o reconhecimento e a procura por tratamento, criando barreiras para um diagnóstico preciso e precoce (Reis; Donato, 2022).

Para o tratamento eficaz do TOC, é fundamental a capacitação dos profissionais de saúde, especialmente aqueles que atuam na atenção primária, na qual ocorre o primeiro contato com os pacientes. A atenção primária desempenha um papel crucial na triagem inicial e no encaminhamento adequado, além de contribuir para a adesão ao tratamento e para a redução do estigma associado ao transtorno (Kessler *et al.*, 2019).

Embora a etiologia do TOC não esteja totalmente esclarecida, pesquisas recentes indicam que fatores genéticos e ambientais influenciam de maneira significativa seu desenvolvimento. A hereditariedade é apontada como um fator de predisposição relevante, mas as condições ambientais também desempenham um papel essencial. As duas influências frequentemente se entrelaçam, já que pais com características obsessivas podem tanto transmitir genes quanto modelar comportamentos obsessivos nos filhos, reforçando assim a manifestação do transtorno (Newby *et al*; 2019).

Indivíduos com características de personalidade obsessiva, como perfeccionismo e uma necessidade de controle elevado, tendem a apresentar maior predisposição ao desenvolvimento do TOC. Além disso, pesquisas apontam que algumas condições neurológicas, incluindo encefalite e traumas cerebrais, podem estar associadas ao surgimento dos sintomas obsessivos. A esquizofrenia, um transtorno de ordem psicótica, também pode produzir quadros de obsessão e compulsão, ainda que apresentem uma qualidade diferente, frequentemente marcada por conteúdo bizarro e desconexão com a realidade (Johnson et al., 2022; Martinez; Roberts, 2020).

As obsessões no TOC geralmente envolvem pensamentos intrusivos de contaminação e agressão, enquanto as compulsões frequentemente se manifestam como rituais de limpeza e verificação. Estudos transculturais recentes confirmam que o TOC apresenta sintomas semelhantes em diferentes contextos culturais, o que reforça sua natureza universal. A expressão dos sintomas, no entanto, pode ser moldada por fatores culturais específicos (Liu; Harris, 2021; Davis et al., 2023).

As manifestações clínicas do TOC podem ser classificadas em três categorias principais: pensamentos obsessivos, impulsos e compulsões. **Pensamentos obsessivos** são imagens e ideias perturbadoras e persistentes, muitas vezes de natureza agressiva, blasfema ou sexual, que interferem nas atividades cotidianas. **Impulsos obsessivos** são impulsos de natureza agressiva ou suicida, direcionados, por exemplo, a entes queridos, causando angústia e ansiedade. Esses impulsos raramente se concretizam, a menos que coexistam com um quadro depressivo grave. As **compulsões**, por sua vez, surgem tanto como resposta às obsessões quanto de forma independente e incluem rituais de verificação e limpeza. A tensão acumulada com a resistência às compulsões alivia-se temporariamente quando o ritual é cumprido, o que estabelece um ciclo de dependência desses atos repetitivos (Brown et al., 2021).

Ainda que as obsessões e compulsões frequentemente sejam de natureza agressiva, os comportamentos resultantes raramente resultam em danos reais a outros. No entanto, há casos extremos em que comportamentos compulsivos podem se manifestar de forma perigosa, como incêndios provocados e outros atos impulsivos, particularmente em pacientes com transtornos de personalidade mais rígidos. A tensão gerada pela resistência ao comportamento compulsivo pode intensificar a fantasia, que por vezes se aproxima de ações reais (Carleton et al., 2021).

No Brasil, o diagnóstico do TOC é comumente realizado com base nos critérios do Manual Diagnóstico e Estatístico de Transtornos Mentais (DSM-5) e da Classificação Internacional de Doenças (CID-11), que orientam a observação de sinais e sintomas. O DSM-5, por exemplo, utiliza a Escala Transversal de Sintomas de Nível 1, que permite ao paciente avaliar a frequência de sintomas nas semanas anteriores e auxilia o profissional na definição do quadro clínico. Essa avaliação inclui a intensidade e a duração dos sintomas, além do impacto na funcionalidade do indivíduo, contribuindo para o diagnóstico preciso e o planejamento de um tratamento eficaz (American Psychiatric Association, 2020).

TIPOS DE TRANSTORNO OBSESSIVO-COMPULSIVO

O transtorno obsessivo-compulsivo (TOC) é classificado em três subtipos principais, de acordo com a predominância de sintomas obsessivos ou compulsivos. Essa categorização facilita a personalização do tratamento e o entendimento dos processos subjacentes à condição.

1. **Transtorno obsessivo-compulsivo com predominância de pensamentos obsessivos**: nesse subtipo, pensamentos intrusivos, imagens mentais ou impulsos surgem como os sintomas predominantes. Esses pensamentos, chamados de ruminações, são muitas vezes acompanhados de indecisões intermináveis e dificuldades em tomar decisões cotidianas, mesmo as mais simples. Estudos apontam uma relação significativa entre as ruminações obsessivas e a depressão, sendo recomendável um diagnóstico de TOC apenas quando essas ruminações persistem na ausência de sintomas depressivos. Pacientes com essa apresentação tendem a apresentar níveis elevados de sofrimento psicológico, o que compromete a qualidade de vida (Anderson; Brown; Smith, 2020).

2. **Transtorno obsessivo-compulsivo com predominância de comportamentos compulsivos**: este subtipo caracteriza-se pela prevalência de atos compulsivos, como limpeza excessiva, principalmente lavar as mãos, e verificações repetidas para evitar situações imaginadas como perigosas. Tais comportamentos refletem um desejo excessivo de controle e de ordem. Em muitos casos, o ato compulsivo é uma resposta a um medo, com o paciente acreditando que pode prevenir um evento prejudicial a si mesmo ou a outros. Pesquisas atuais indicam que esse subtipo responde positivamente à terapia cognitivo-comportamental, especialmente ao tratamento focado na dessensibilização ao estímulo fóbico (Brown *et al.*, 2021).

3. **Transtorno obsessivo-compulsivo misto com predominância de pensamentos obsessivos e de comportamentos compulsivos**: o TOC misto caracteriza-se pela presença simultânea de obsessões e compulsões em intensidade comparável, sem predominância clara de um desses componentes. No TOC misto, os pacientes convivem tanto com pensamentos intrusivos e repetitivos, os quais geram ansiedade intensa, quanto com comportamentos compulsivos que tentam neutralizar essas obsessões. Esses rituais, como verificações, contagens ou atos de limpeza, são realizados com a intenção de reduzir a angústia causada pelos pensamentos obsessivos, mas, na prática, reforçam o ciclo de ansiedade e compulsão, limitando ainda mais a qualidade de vida dos indivíduos.

Tratamento e Prognóstico do Transtorno Obsessivo-Compulsivo

O tratamento do TOC é desafiador e pode variar em efetividade dependendo da gravidade e duração dos sintomas. Estudos indicam que o prognóstico para casos de TOC que se manifestam na infância ou adolescência tende a ser menos favorável. A recuperação espontânea ocorre em aproximadamente 6 a 12 meses em alguns casos, mas é frequente a recorrência dos sintomas. A progressão dos sintomas ao longo dos anos torna o prognóstico mais reservado, principalmente em casos em que o TOC persiste por mais de cinco anos sem melhora significativa. O estresse e o aumento de responsabilidades, tanto no trabalho quanto na vida pessoal, podem agravar o quadro, enquanto situações de excitação ou perigo podem levar a melhoras temporárias (Miller; Lee, 2022). As principais intervenções terapêuticas incluem:

1. **Apoio psicoterapêutico**: a psicoterapia, incluindo a terapia de apoio e a psicoterapia interpretativa, é valiosa para casos moderados, pois ajuda o paciente a compreender e lidar com os sintomas obsessivos, reduzindo a ansiedade associada ao TOC (Brown *et al.*, 2021).

2. **Medicação**: drogas tranquilizantes, em particular pequenas doses de fenotiazina, são úteis para diminuir a tensão em pacientes com sintomas mais graves. Quando há comorbidade com fobias,

a combinação de fenelzina com tranquilizantes pode trazer benefícios. No entanto, a dependência de medicação deve ser cuidadosamente monitorada, especialmente em casos prolongados (Gask *et al.*, 2018).

3. **Terapia Comportamental**: métodos como a técnica de exposição e prevenção de resposta, a modelagem e o *flooding* são as abordagens mais eficazes para os sintomas obsessivos, particularmente aqueles associados a rituais compulsivos (Anderson; Brown; Smith, 2020).

TRANSTORNOS DE REAÇÃO AO ESTRESSE

A categoria de reação ao estresse grave distingue-se de outras condições psiquiátricas por não se basear exclusivamente na sintomatologia ou na evolução do quadro clínico, mas principalmente pela presença de fatores causais específicos, como a ocorrência de eventos altamente estressantes que desencadeiam uma reação aguda ao estresse. Embora eventos de vida menos intensos possam não contribuir para o desenvolvimento de transtornos mentais, é importante considerar a vulnerabilidade individual de cada pessoa ao determinar a etiologia desses quadros. Assim, fatores psicossociais por si só não são suficientes para explicar o surgimento e a complexidade dos transtornos de estresse grave. Nesses casos, é reconhecido que o transtorno é diretamente resultado de um estresse agudo significativo ou de um trauma persistente, o que diferencia esses transtornos como respostas a condições excepcionais (American Psychiatric Association, 2013).

Eventos altamente traumáticos ou situações adversas de longa duração, caracterizados como causas essenciais, tornam-se fatores críticos e exclusivos para o desenvolvimento desses transtornos. Esses quadros são, portanto, considerados reações inadaptadas ao estresse grave ou persistente, resultando em disfunções nos mecanismos de adaptação e, por consequência, na capacidade de interação e desempenho social do indivíduo (American Psychiatric Association, 2020).

Tipos de Reação ao Estresse Grave

1. **Reação aguda ao estresse**: popularmente conhecida como "estado de choque", é uma resposta transitória que se manifesta em indivíduos previamente saudáveis, imediatamente após a exposição a eventos físicos ou psicológicos excepcionais. Esse transtorno tem uma duração limitada, desaparecendo geralmente em horas ou dias, e sua gravidade é influenciada pela vulnerabilidade individual e pela capacidade do sujeito de enfrentar o trauma. Caracteriza-se por uma mistura de sintomas, incluindo estado de atordoamento, com restrição da consciência, dificuldade em manter a atenção e desorientação. Esse quadro pode progredir para um distanciamento dissociativo do ambiente ou, em alguns casos, para uma reação de agitação ou fuga. Sintomas como taquicardia, sudorese e sensação de calor, associados a uma ansiedade em nível de pânico, são frequentemente observados. Esses sintomas aparecem logo após o evento traumático e geralmente se resolvem em dois a três dias, embora possam ser acompanhados por episódios de amnésia parcial ou completa em relação ao evento estressante (International Society for Traumatic Stress Studies, 2019; National Institute of Mental Health, 2021).

2. **Estado de estresse pós-traumático**: o Transtorno de Estresse Pós-Traumático (TEPT) representa uma resposta tardia ou prolongada a eventos traumáticos de natureza excepcionalmente ameaçadora ou catastrófica, capazes de provocar um intenso impacto emocional em qualquer indivíduo. Fatores predisponentes, como traços de personalidade (traços dissociativos ou anancásticos, por exemplo), podem aumentar a suscetibilidade ao desenvolvimento do transtorno ou complicar sua evolução. Entretanto, esses fatores não são condições necessárias ou suficientes para o aparecimento da síndrome. O TEPT se caracteriza por uma revivescência persistente do evento traumático, frequentemente manifestada através de flashbacks, sonhos ou pesadelos perturbadores. Além disso, os pacientes podem experimentar um estado de "anestesia psíquica", caracterizado por retraimento emocional, insensibilidade ao ambiente e anedonia. É comum que o indivíduo evite atividades ou situações que possam recor-

dar o trauma. Além disso, os sintomas frequentemente incluem hiperatividade neurovegetativa, com hipervigilância, estado de alerta constante e distúrbios do sono. A comorbidade com ansiedade, depressão e, em casos mais graves, ideação suicida, é também bastante comum. O intervalo entre o evento traumático e o surgimento dos sintomas pode variar entre algumas semanas e vários meses. Embora muitos pacientes apresentem remissão dos sintomas ao longo do tempo, uma pequena parcela pode desenvolver uma forma crônica do transtorno, levando a um comprometimento duradouro da personalidade (Hammer *et al.*, 2022).

Tratamento dos Tipos de Reação ao Estresse Grave

Intervenções psicológicas: a terapia cognitivo-comportamental (TCC) é uma das abordagens mais eficazes para o tratamento de transtornos graves do estresse. No caso do TEPT, a exposição gradual ao trauma, realizada de forma segura e controlada, auxilia o paciente a processar memórias traumáticas e a reduzir o impacto emocional associado a elas. Técnicas de reestruturação cognitiva ajudam a identificar e modificar crenças disfuncionais relacionadas ao trauma (Feldman *et al.*, 2020).

Intervenções psicofarmacológicas: os inibidores seletivos da recaptação de serotonina, como a sertralina e a paroxetina, são comumente utilizados no manejo do TEPT e demonstram eficácia na redução dos sintomas de ansiedade, hipervigilância e reexperiência (Kessler *et al.*, 2019).

Estabilização e Redução de Sintomas: em reações agudas ao estresse, a estabilização emocional do paciente é essencial. Técnicas de respiração, *mindfulness* e exercícios de *grounding* (enraizamento) são eficazes para reduzir a ansiedade e restaurar o foco no presente. Técnicas de relaxamento muscular progressivo e meditação também podem ajudar a aliviar sintomas de estresse, promovendo um estado de calma e bem-estar emocional (Gureje *et al.*, 2018).

TRANSTORNO DE ADAPTAÇÃO

O transtorno de adaptação (TA) caracteriza-se como um estado de sofrimento psicológico e emocional significativo, que compromete o funcionamento social e o desempenho diário do indivíduo. Esse transtorno é desencadeado por um período de adaptação a uma mudança importante ou a um evento estressante que gera pressão adaptativa. O fator estressor pode afetar a integridade do ambiente social (como ocorre em casos de luto ou separação), impactar o sistema de apoio social do indivíduo (como em situações de imigração e deslocamento forçado), estar relacionado a uma etapa da vida ou a crises de desenvolvimento (escolarização, nascimento de um filho, fracasso em alcançar metas pessoais, aposentadoria). A predisposição e vulnerabilidade individuais desempenham um papel relevante na manifestação e na intensidade dos sintomas do TA; contudo, a presença de um fator de mudança de rotina significativo é essencial para o diagnóstico (Kreitmair; Von Weiss, 2019).

As manifestações clínicas do transtorno de adaptação são variadas e podem incluir humor depressivo, ansiedade, inquietação, ou uma combinação desses sintomas. Os indivíduos frequentemente relatam sentirem-se incapazes de enfrentar a situação, elaborar planos ou manter sua rotina. Em adolescentes, o transtorno pode se manifestar em comportamentos disruptivos, como transtornos de conduta e comportamentos de risco, que refletem a dificuldade de lidar com o estresse e a pressão social (Hirshfeld; Bernstein; Borchardt, 2021).

O transtorno de adaptação é conceituado como o ajuste físico e psicológico a novos estímulos que demandam mudanças na vida do indivíduo. Essa adaptação pode ser desencadeada pela necessidade de lidar com ameaças à homeostase ou à estabilidade emocional e física, resultando em uma resposta emocional que ultrapassa a intensidade esperada para o evento. É importante notar que os estímulos que geram o TA nem sempre são negativos; eventos positivos, como o nascimento de um filho ou uma mudança de cidade, também podem desencadear o transtorno ao exigirem uma reorganização das rotinas e das expectativas (Gradus *et al.*, 2020).

Indivíduos com TA geralmente apresentam sintomas como fadiga mental, dificuldades de concentração, perda de memória e apatia, com impacto significativo em suas atividades pessoais e profissionais. Esses sintomas podem evoluir para um quadro depressivo e para crises de ansiedade, além de questionamentos sobre sua própria capacidade e valor, afetando a autoconfiança e o bem-estar. Em casos não tratados, o transtorno de adaptação pode resultar em insônia, pensamentos obsessivos e um estado de anestesia emocional, agravando o sofrimento psicológico (Kreitmair; Von Weiss, 2019).

O TA possui seis subtipos, classificados de acordo com os sintomas predominantes: TA com humor depressivo, com ansiedade, misto (ansiedade e depressão), com perturbação de conduta, com perturbação mista de emoções e conduta, e não especificado. Estudos realizados na atenção primária de saúde mostram que o subtipo com ansiedade é o mais prevalente, seguido pelo subtipo com humor depressivo. Em idosos, o TA com ansiedade é predominante, afetando até 77,7% dos casos, o que reflete a vulnerabilidade dessa faixa etária ao desenvolvimento de sintomas ansiosos frente a novas adaptações (Casey *et al.*, 2019).

Os transtornos de adaptação são relativamente comuns, embora a prevalência varie consideravelmente entre diferentes grupos populacionais e metodologias de avaliação. Estima-se que entre 11% e 35% da população geral possa desenvolver algum tipo de TA ao longo da vida. Em serviços de saúde mental ambulatorial, a prevalência do diagnóstico de TA é de aproximadamente 5% a 20%, tornando-se um dos transtornos mais frequentes nesses contextos (American Psychiatric Association, 2020).

Diretrizes de Identificação e Tratamento

A Classificação Internacional de Doenças (CID-11) define o transtorno de adaptação como um estado de sofrimento emocional significativo que interfere no funcionamento social, ocupacional e nas atividades cotidianas, caracterizando-se pela dificuldade em lidar com mudanças substanciais ou com eventos estressantes. Na CID-11, o transtorno de adaptação é classificado por sua relação direta com fatores de mudanças nas rotinas de vida identificáveis. Diferente de outros transtornos, a sua definição depende não só dos sintomas, mas também da presença de estressores específicos, como eventos de vida difíceis ou mudanças existenciais significativas, como perdas (luto ou separação), mudanças culturais (imigração ou refúgio), ou etapas da vida (como aposentadoria, paternidade ou escolarização) (American Psychiatric Association, 2020).

O tratamento do transtorno de adaptação, segundo as diretrizes atuais, envolve estratégias de apoio psicoterapêutico para auxiliar o paciente na identificação e no enfrentamento do estressor. A psicoterapia, particularmente a terapia cognitivo-comportamental (TCC), é amplamente recomendada como abordagem inicial e tem se mostrado eficaz na melhora dos sintomas. O tratamento psicoterapêutico busca desenvolver habilidades de enfrentamento, ajudando o paciente a reorganizar sua resposta emocional e sua adaptação frente aos estressores. Além da psicoterapia, o tratamento farmacológico pode ser indicado quando sintomas de ansiedade ou depressão estão presentes em grau significativo. A utilização de antidepressivos, ansiolíticos e, em algumas situações, benzodiazepínicos, tem mostrado eficácia em casos específicos (Gradus et al., 2020).

TRANSTORNOS SOMATOFORMES

Os transtornos somatoformes são caracterizados pela presença persistente de sintomas físicos que levam o indivíduo a buscar repetidamente assistência médica, apesar da ausência de anormalidades clínicas detectáveis que justifiquem esses sintomas. Esses pacientes podem, inclusive, receber diagnóstico e tratamento para condições físicas menores, embora estas não expliquem plenamente a extensão do sofrimento apresentado, nem o impacto significativo na vida do indivíduo (American Psychiatric Association, 2020). As manifestações somáticas podem variar em intensidade e duração, afetando diferentes sistemas do corpo e impactando as interações sociais e o bem-estar psicológico (Lipp, 2021).

Tipos de Transtornos Somatoformes

1 – Transtorno de somatização: esse transtorno é marcado pela presença de múltiplos e variados sintomas físicos, recorrentes ao longo do tempo, que perduram por pelo menos dois anos. Frequentemente, esses indivíduos possuem um histórico extenso de consultas médicas e investigações diagnósticas, muitas vezes negativas, bem como cirurgias exploratórias desnecessárias. O curso do transtorno tende a ser crônico e flutuante, com prejuízos significativos na vida social, familiar e interpessoal. Em casos onde a duração é inferior a dois anos ou os sintomas são menos intensos, pode-se considerar o diagnóstico de transtorno somatoforme indiferenciado (American Psychiatric Association, 2020).

Em contextos clínicos, cerca de 25% a 30% dos pacientes em clínicas de cirurgia geral não apresentam condições orgânicas que expliquem os sintomas relatados, evidenciando o papel crucial dos fatores emocionais nesses quadros (Gureje *et al.*, 2018). Em pacientes com transtorno somatoforme, fatores psicológicos desempenham um papel central, exacerbando os sintomas e perpetuando o desconforto físico, mesmo após a remoção dos fatores causais iniciais (Rief; Martin, 2020).

Classificação dos pacientes psicossomáticos: os transtornos psicossomáticos podem ser divididos em três categorias principais:

- Pacientes com sintomas somáticos, mas sem evidências de condições orgânicas subjacentes.

- Pacientes que possuem condições orgânicas com sintomas exacerbados por fatores emocionais, como ocorre na colite ulcerativa.

- Pacientes com doenças relacionadas ao sistema autonômico, em que fatores emocionais exacerbam condições como asma e enxaqueca (Koch *et al.*, 2019).

A psicossomatização geralmente envolve estruturas glandulares e músculos lisos, ambos regulados pelo sistema autonômico e endócrino. Em muitos casos, o simples esclarecimento ao paciente de que não há uma doença orgânica subjacente pode ajudar a aliviar os sintomas. No entanto, as recaídas são comuns, especialmente quando os pacientes retornam aos ambientes em que surgiram os sintomas iniciais (Kleinman, 2019).

Vantagens secundárias: os sintomas físicos dos transtornos somatoformes podem proporcionar benefícios secundários, como o recebimento de cuidados e atenção, tanto de profissionais de saúde quanto de familiares e amigos. Em alguns casos, o paciente pode exagerar ou prolongar os sintomas para evitar situações desagradáveis ou que causem ansiedade. Este fenômeno é frequentemente observado em crianças e adolescentes que enfrentam desafios emocionais ou sociais, como a ansiedade de separação. Esses comportamentos podem representar um apelo emocional ou uma forma de comunicação de ressentimento, sensação de impotência ou necessidade de atenção (Martinez; Roberts, 2020).

A percepção e a reação à dor também variam de acordo com a personalidade e o estado emocional. Pacientes deprimidos, por exemplo, frequentemente expressam seu sofrimento por meio de queixas de dor, comumente localizadas na cabeça, abdome, tórax, membros e face. A personalidade do paciente tem um papel significativo nessas reações, com indivíduos introvertidos tendendo a uma maior sensibilidade à dor em comparação com extrovertidos, que, embora se queixem com mais facilidade, possuem maior resistência ao desconforto (Carleton et al., 2021).

Abordagem diagnóstica e tratamento: o diagnóstico dos transtornos somatoformes deve ser abrangente, incluindo avaliação psicológica para identificar a ausência de causas orgânicas que justifiquem os sintomas relatados. A abordagem psicoterapêutica, particularmente a terapia cognitivo-comportamental (TCC), tem se mostrado eficaz na redução dos sintomas e no aprimoramento das habilidades de enfrentamento dos pacientes, ajudando-os a compreender e a gerenciar a influência dos fatores emocionais sobre seu estado físico (Pinho; Araújo, 2023).

Tratamentos farmacológicos, como antidepressivos, também podem ser recomendados em casos de sintomas depressivos associados. O reconhecimento e o tratamento das comorbidades psicológicas são essenciais para o sucesso terapêutico e para a melhoria da qualidade de vida do paciente (American Psychiatric Association, 2013). O entendimento e o manejo dos transtornos somatoformes, segundo a CID-11, evidenciam a importância de uma abordagem interdisciplinar, que leva em consideração tanto os aspectos emocionais quanto o suporte social e familiar, proporcionando uma base sólida para o tratamento e a prevenção de recaídas (American Psychiatric Association, 2020).

Os estados psicossomáticos refletem a influência de fatores emocionais e psicológicos sobre diversos sistemas corporais, produzindo sintomas físicos significativos que não possuem base orgânica claramente identificável. Esses sintomas podem variar em intensidade e gravidade, e frequentemente se relacionam a reações de ansiedade, estresse e outras condições emocionais. Abaixo, são destacados os efeitos psicossomáticos específicos em diferentes sistemas corporais e sua relevância clínica.

Sistema cardiovascular

A ansiedade e o medo são frequentes desencadeadores de sintomas cardiovasculares, como taquicardia e palpitações, associados a desconforto no peito, sudorese e sensação de morte iminente, frequentemente reconhecidos como "neurose cardíaca" ou "síndrome de esforço". Esses sintomas podem induzir estados de pânico, levando ao que é popularmente conhecido como "ataques de pânico" (Gask *et al*; 2018). Estudos indicam que o luto e a depressão são fatores de risco para eventos cardiovasculares graves, como infarto do miocárdio, refletindo a influência de fatores emocionais no sistema cardiovascular. Além disso, ainda que o papel das emoções na hipertensão essencial seja incerto, elas podem elevar temporariamente a pressão arterial, especialmente a sistólica (Feldman *et al.*, 2020).

Sistema respiratório

Distúrbios respiratórios, como asma e rinite alérgica, frequentemente envolvem uma interação complexa entre fatores emocionais, imunológicos e constitucionais. Em pacientes com asma, o estresse psicológico pode exacerbar os sintomas e dificultar o manejo da doença, resultando em hospitalizações frequentes e sofrimento para o paciente e a família (Fulton *et al*; 2016). A hiperproteção por parte de familiares em resposta a esses sintomas pode, em alguns casos, contribuir para uma dependência emocional no paciente, exacerbando a resposta asmática (Jones *et al.*, 2021).

Trato gastrintestinal

O trato gastrintestinal é altamente suscetível aos efeitos das emoções. Distúrbios psicossomáticos comuns incluem a Síndrome do Intestino Irritável (SII), em que sintomas como dor abdominal e diarreia estão frequentemente associados ao estresse e à ansiedade (Gonzalez; Santos; Ferreira, 2023). Em casos de anorexia nervosa, podem ocorrer vômitos crônicos e diminuição da motilidade gástrica, devido à ansiedade e depressão associadas. Embora a colite ulcerativa possua uma base imunológica, fatores psicológicos podem agravar o quadro clínico e complicar o tratamento, destacando a importância de uma abordagem integrada (McMahon *et al.*, 2022).

Sistema geniturinário

A Tensão Pré-Menstrual (TPM) é amplamente prevalente e pode gerar sintomas significativos, como irritabilidade, dores de cabeça e alterações de humor, os quais impactam substancialmente a qualidade de vida de muitas mulheres. Durante o período pré-menstrual, observa-se um aumento na incidência de comportamentos de risco, como envolvimento em acidentes e tentativas de suicídio, o que indica uma possível vulnerabilidade psicossocial exacerbada. Outros transtornos, como dismenorreia e vaginismo, também têm forte componente emocional, e intervenções psicoterapêuticas podem ser úteis no manejo dos sintomas (Internacional Society for Traumatic Stress Studies, 2019).

Sistema endócrino

O sistema endócrino é sensível às flutuações emocionais, sendo a amenorreia e a menorragia frequentes em períodos de estresse elevado, especialmente entre mulheres que experimentam mudanças de vida significativas, como mudança de residência ou eventos traumáticos. Evidências indicam que cerca de 25% das estudantes e enfermeiras experimentam amenorreia transitória quando passam por estresse ou transições importantes, refletindo o impacto das emoções sobre o eixo hipotálamo-hipófise-ovário. A resposta psicossomática envolve múltiplos sistemas corporais, destacando-se a necessidade de uma abordagem integrativa para o tratamento, considerando tanto os aspectos emocionais quanto físicos. A compreensão dos fatores psicossociais subjacentes a esses sintomas é essencial para o manejo eficaz e a prevenção de recaídas (Miller; Lee, 2022).

Diretrizes de tratamento e prevenção

O tratamento dos transtornos somatoformes foca principalmente na psicoterapia, com destaque para a terapia cognitivo-comportamental (TCC), que ajuda o paciente a modificar padrões de pensamento e comportamento que intensificam os sintomas somáticos. Para a prevenção, é essencial implementar práticas de promoção de saúde mental e bem-estar em diferentes contextos, como escolas e locais de trabalho, além de identificar precocemente fatores de risco. A integração dos cuidados nos serviços de saúde primários, com profissionais treinados para identificar sinais de somatização, pode diminuir a cronificação dos sintomas. Uma abordagem interdisciplinar que combine aspectos biológicos e psicossociais é crucial para prevenir a recorrência e cronificação dos transtornos somatoformes, promovendo melhor qualidade de vida aos pacientes (Rief; Martin, 2021).

2 – Transtorno hipocondríaco: o transtorno hipocondríaco caracteriza-se por uma preocupação excessiva e persistente com a possibilidade de ter uma ou mais doenças físicas graves e progressivas, mesmo sem evidências médicas que confirmem essa suspeita. Os indivíduos com hipocondria tendem a interpretar sensações corporais comuns ou pequenas alterações físicas como sinais de doenças sérias, o que gera uma ansiedade intensa em torno de sua saúde. Muitas vezes, a atenção desses pacientes está focada em órgãos ou sistemas específicos, como a cabeça, o pescoço ou o abdome, com sintomas frequentemente envolvendo dores, desconfortos e preocupações que impactam significativamente sua qualidade de vida. Além disso, a hipocondria é comumente acompanhada de sintomas de depressão e ansiedade, tornando necessário um diagnóstico para esses quadros associados (American Psychiatric Association, 2020).

Embora a hipocondria seja frequentemente considerada parte de um quadro mais amplo, como um transtorno de ansiedade ou depressivo, ela pode ser uma doença isolada. Estudos recentes mostram que a prevalência do transtorno hipocondríaco aumenta com a idade e ocorre de maneira similar entre homens e mulheres. Fatores psicossociais e culturais podem desempenhar um papel importante no desenvolvimento e manutenção da hipocondria, como a exposição contínua a informações médicas alarmantes, que aumentam a sensação de vulnerabilidade à doença. Em cerca de 50% dos casos, não é possível identificar um fator desencadeante específico ou uma anormalidade física subjacente e os pacientes podem não apresentar nenhum traço de personalidade pré-mórbida. Essas observações sugerem que a hipocondria é um fenômeno complexo, influenciado tanto por fatores individuais quanto pelo ambiente social (Mayo-Wilson *et al.*, 2021).

É também relevante considerar o impacto que a relação com o profissional de saúde exerce sobre esses pacientes, pois explicações vagas ou inadequadas dos resultados de exames podem intensificar a preocupação hipocondríaca. Estudos indicam que o manejo inadequado das comunicações em saúde pode, inadvertidamente, aumentar a ansiedade e reforçar as percepções de ameaça à vida. Apesar da ausência de evidências clínicas para suas suspeitas, os sintomas relatados por pacientes hipocondríacos são percebidos por eles como reais, gerando sofrimento genuíno e limitando suas atividades diárias. O tratamento do transtorno hipocondríaco deve considerar intervenções psicoterapêuticas, como a terapia cognitivo-comportamental, que se mostra eficaz em ajudar os pacientes a reinterpretar suas sensações corporais e a desenvolver estratégias de enfrentamento que reduzem a ansiedade e melhoram a qualidade de vida (Newby *et al.*, 2019).

Estudos sobre a hipocondria trazem uma perspectiva importante para a compreensão desse transtorno. D'Amiens (2012) aborda a origem da palavra "hipocondria" e destaca a associação histórica com as regiões epigástricas e dos hipocôndrios, que, embora não sejam a sede da patologia, abrigam órgãos vitais e simbolizam o foco de muitas preocupações somáticas dos pacientes. Essa interpretação sublinha a importância de aprofundar o conhecimento sobre a hipocondria, que envolve uma percepção distorcida das sensações corporais, frequentemente relacionada a questões emocionais subjacentes. Ansiedade e depressão são condições frequentemente associadas à hipocondria, sugerindo que essa condição raramente ocorre de forma isolada, sendo uma expressão complexa de sofrimento psicológico com impactos significativos na vida dos pacientes (D'Amiens, 2012).

A hipocondria é caracterizada por uma preocupação excessiva e irracional com a possibilidade de ter uma doença grave, levando o paciente a interpretar sintomas triviais como sinais de um problema de saúde sério. Tal condição pode ser vista como parte de um espectro maior de "ansiedade de saúde", que inclui crenças distorcidas sobre doenças e interpretações catastróficas de sintomas ambíguos. Essas crenças exacerbadas sobre saúde incluem a percepção de que doenças graves são comuns e a ideia de que qualquer sintoma deve ser tratado imediatamente para evitar consequências fatais (Anderson; Brown; Smith, 2020).

A prevalência de hipocondria na população geral varia entre 1% e 5%, com taxas mais altas em contextos que envolvem morte por doença na família, chegando a 13% em serviços de saúde mental e clínica médica. O transtorno costuma iniciar na faixa dos 20 aos 30 anos e não apresenta variações significativas nos sintomas com o envelhecimento. Altas taxas de comorbidade são observadas, especialmente com transtornos de ansiedade e depressão, sendo que aproximadamente 62% dos pacientes hipocondríacos também apresentam depressão. Esses dados reforçam a necessidade de abordagem psicoterapêutica e integração entre os profissionais de saúde mental e as equipes de Estratégia Saúde da Família (ESF), considerando que o sofrimento psicológico é muitas vezes desvalorizado em relação ao sofrimento físico, o que prejudica o manejo adequado da condição e aumenta a carga para os sistemas de saúde (Pastorelli, 2011; Fulton *et al.*, 2016).

Diretrizes de Tratamento e Prevenção

As diretrizes de tratamento para a hipocondria enfatizam uma abordagem multidisciplinar que integra intervenções psicoterapêuticas e, quando necessário, farmacológicas. A terapia cognitivo-comportamental (TCC) é amplamente considerada a intervenção mais eficaz para a hipocondria, pois ajuda os pacientes a identificar e modificar crenças disfuncionais sobre doenças e sintomas físicos. Além da TCC, algumas diretrizes recomendam o uso de antidepressivos, principalmente inibidores seletivos da recaptação da serotonina, em casos de hipocondria que estejam associados a comorbidades, como transtornos de ansiedade e depressão. Em termos de prevenção, a educação em saúde e a conscientização sobre a hipocondria desempenham um papel fundamental. Profissionais de saúde devem ser capacitados para identificar sinais precoces da condição e adotar uma comunicação clara e empática, evitando julgamentos e o uso de linguagem alarmista (Kleinman, 2019).

CASOS CLÍNICOS, DIAGNÓSTICO E TRATAMENTO

1 – Transtorno de ansiedade generalizada

Relato completo do caso: M. V. S., homem branco de 36 anos, engenheiro civil, solteiro e atualmente em um relacionamento homossexual, procurou atendimento psiquiátrico devido a uma sensação constante de "nervosismo" e preocupação excessiva com o trabalho, saúde e o bem-estar da família. M. V. S. possui formação superior e trabalha em uma construtora de médio porte. Ele é tabagista ocasional e consome álcool socialmente, sem histórico de uso de drogas ilícitas. Ele relata insônia, tensão muscular e dificuldade de concentração, especialmente em períodos de alta demanda no trabalho, o que tem afetado seu desempenho profissional. Além disso, apresenta sintomas físicos, como dores de cabeça frequentes e desconforto abdominal, e menciona que essas queixas pioram em momentos de estresse. Em seu histórico familiar, seu pai e sua avó paterna também apresentavam comportamentos excessivamente preocupantes, com o pai diagnosticado com transtorno de ansiedade. Além disso, o pai de M. V. S. é hipertenso e a mãe foi diagnosticada com diabetes tipo 2. Ele nega histórico de outros transtornos psiquiátricos, mas teve um episódio depressivo leve aos 28 anos, tratado com psicoterapia.

O paciente relata que gosta de passear com seu cachorro e de atividades de lazer ao ar livre, como caminhar e fazer trilhas, mas ultimamente tem se sentido desmotivado. Não possui filhos.

Análise estruturada do caso – Transtorno de ansiedade generalizada

- **Identificação do paciente**: M. V. S., 36 anos, engenheiro civil, solteiro, homossexual.

- **Queixa principal**: preocupação constante e excessiva com diversas áreas da vida, acompanhada de sintomas físicos e psicológicos.

- **História da doença atual**: Sintomas de preocupação excessiva há mais de seis meses, com agravamento em períodos de maior demanda no trabalho.

- **Antecedentes pessoais, familiares e sociais**: histórico familiar de transtorno de ansiedade em pai e avó. Pai hipertenso e mãe com diabetes tipo 2.

- **Exame psíquico**: ansioso, discurso preocupado e tenso. Orientado no tempo e espaço, com ideias persistentes de preocupação. Humor ansioso, levemente deprimido.

- **Hipótese diagnóstica**: transtorno de ansiedade generalizada.

- **Plano de cuidados/tratamento**:

- **Psicoterapia**: TCC focada na reestruturação cognitiva e controle de preocupações excessivas; terapia de aceitação e compromisso para melhorar a aceitação de incertezas.

- **Tratamento medicamentoso**: inibidor seletivo da recaptação de serotonina, como sertralina, associado a ansiolítico de curta duração.

- **Terapias complementares**: arteterapia para expressão de preocupações; terapia ocupacional para desenvolver estratégias de relaxamento.

- **Serviço social**: apoio familiar, com orientação aos familiares sobre o transtorno e o tratamento.

2 – Agorafobia

Relato completo do caso: A. L. R., mulher parda de 29 anos, solteira, estudante de pós-graduação em direito. Há cerca de um ano, A. L. R. sofreu uma crise de pânico em um shopping center, onde sentiu falta de ar, taquicardia e sensação iminente de morte. Desde então, evita locais com muita circulação, limitando-se a ambientes controlados. Ela descreve intensos sintomas físicos e psicológicos que surgem só de pensar em situações sociais, como sudorese nas palmas das mãos, tremores em todo o corpo, palpitações, sensação de "falta de ar" e um "nó" constante no estômago. Explica que sente "um peso no peito" e uma "vontade de desaparecer" em momentos em que precisa participar de atividades em grupo, mesmo que seja para discutir em sala de aula ou trabalhar em equipe. Ela passa horas se preparando mentalmente para qualquer encontro social, mesmo para pequenos encontros com colegas, e geralmente se convence de que será julgada negativamente. Ela consome álcool ocasionalmente e não tem histórico de uso de drogas ou tabagismo. Na família, a mãe apresenta diagnóstico de transtorno de ansiedade. A. L. R. não possui outros problemas de saúde significativos, embora tenha relatado crises de enxaqueca frequentes. Não apresenta histórico de outros transtornos mentais. Nos momentos de lazer, gosta de ler, mas tem se afastado de outras atividades sociais. Mora sozinha e não tem filhos nem animais de estimação.

Análise estruturada do caso – Transtorno fóbico-ansioso

- **Identificação do paciente**: A. L. R., 29 anos, estudante de pós-graduação em direito, solteira.

- **Queixa principal**: evitação de locais públicos por medo de ansiedade intensa e descontrole.

- **História da doença atual**: início após episódio de pânico em ambiente público, agorafobia.

- **Antecedentes pessoais, familiares e sociais**: mãe com transtorno de ansiedade.

- **Exame psíquico**: ansiosa e apreensiva ao relatar experiências em locais públicos; humor ansioso.

- **Hipótese diagnóstica**: transtorno fóbico-ansioso com agorafobia.

- **Plano de cuidados/tratamento**:

- **Psicoterapia**: TCC com técnicas de exposição gradual a ambientes evitados.

- **Tratamento medicamentoso**: fluoxetina, associado a benzodiazepínico para situações de emergência.

- **Terapias complementares**: musicoterapia para redução de sintomas de ansiedade.

- **Serviço social**: orientação para suporte social, com foco no apoio materno.

3 – Fobia social

Relato completo do caso: D. S. A., mulher parda de 24 anos, estudante de psicologia, solteira, procurou atendimento psicológico devido a um intenso medo de situações sociais que envolvem interação e exposição. Ela relata sudorese excessiva, palpitações, tremores nas mãos e até mesmo náuseas sempre que precisa participar de discussões em grupo, apresentar trabalhos ou mesmo fazer perguntas em sala de aula. Sua preocupação em relação à opinião alheia é constante e, muitas vezes, ela passa noites em claro revivendo mentalmente conversas, acreditando ter se exposto de forma inadequada ou ter sido julgada negativamente. Esse temor a impede de participar de eventos acadêmicos e sociais, resultando em um isolamento progressivo e dificuldade em desenvolver relações interpessoais. D. S. A. descreve sensação de "paralisia" e "calafrios" ao entrar em ambientes desconhecidos onde precisa se comunicar. Em termos familiares, sua mãe apresenta histórico de transtorno de ansiedade e também evitava interações sociais durante a juventude. A paciente nega o uso de álcool, tabaco ou drogas ilícitas, mas relata que, nos momentos de maior ansiedade, recorre a alimentos como chocolates para se acalmar, o que tem impactado seu peso. Ela gosta de ler e cozinhar em seu tempo livre, atividades solitárias que a confortam, mas evita convites para eventos sociais.

Análise estruturada do caso – Fobia social

- **Identificação do paciente**: D. S. A., 24 anos, estudante de psicologia, solteira.

- **Queixa principal**: medo e ansiedade intensos em situações sociais, com sintomas físicos de desconforto e impacto negativo no desempenho acadêmico e social.

- **História da doença atual**: início dos sintomas logo no primeiro ano de graduação, agravando-se conforme as exigências acadêmicas. A paciente tenta evitar ao máximo exposições em público.

- **Antecedentes pessoais, familiares e sociais**: mãe com histórico de ansiedade social; paciente nega outras condições médicas ou psiquiátricas e uso de substâncias.

- **Exame psíquico**: apresenta ansiedade perceptível ao relatar experiências sociais, com sintomas somáticos associados, como tremores e náuseas. Pensamentos de autocrítica são frequentes. Orientada no tempo e espaço, mas com humor ansioso e evitativo.

- **Hipótese diagnóstica**: fobia social.

- **Plano de cuidados/tratamento**:

- **Psicoterapia**: terapia cognitivo-comportamental (TCC) focada na exposição gradual a situações sociais e na reestruturação cognitiva para reduzir o medo de julgamento e autocrítica.

- **Tratamento medicamentoso**: se necessário, introdução de um inibidor seletivo da recaptação de serotonina, como a sertralina, para auxiliar no controle da ansiedade em longo prazo.

- **Terapias complementares**: arteterapia e musicoterapia para expressão de emoções relacionadas à ansiedade social e alívio do estresse.

- **Serviço social**: orientação e apoio à família, com ênfase na compreensão do transtorno e no suporte emocional durante o processo de tratamento.

4 – Fobia específica

Relato completo do caso: R. C. L., homem branco de 35 anos, engenheiro civil, casado, buscou ajuda terapêutica devido a um medo intenso de altura (acrofobia), que interfere em seu trabalho. Ele descreve uma sensação de "vertigem intensa" e "falta de ar", acompanhadas de taquicardia e uma sensação de "perda de controle" sempre que precisa subir a lugares altos ou se aproxima de janelas em andares elevados. Durante as crises, ele relata uma sudorese intensa nas mãos, tremores nas pernas e uma sensação de que "vai cair" ou de que "algo terrível acontecerá". Além disso, menciona que sente um "nó na garganta" e "tensão muscular" mesmo ao assistir cenas de altura em filmes ou ao ver imagens de lugares altos. Esses sintomas o impedem de desempenhar plenamente algumas funções, já que evita ir a obras em andares altos. R. C. L. consome álcool socialmente, é ex-tabagista e não usa drogas ilícitas. Ele relata que sua mãe teve episódios de pânico e que seu pai também evitava alturas. Apesar de suas limitações com altura, gosta de atividades ao ar livre em locais baixos, como caminhadas. Não possui filhos nem animais de estimação.

Análise estruturada do caso – Fobia específica

- **Identificação do paciente**: R. C. L., 35 anos, engenheiro civil, casado.

- **Queixa principal**: medo incapacitante de alturas, com sintomas físicos intensos.

- **História da doença atual**: sintomas de medo e pânico ao estar em locais elevados, que se intensificaram com o tempo e têm gerado impedimento nas atividades laborais.

- **Antecedentes pessoais, familiares e sociais**: mãe com histórico de transtorno de pânico; paciente é ex-tabagista e consome álcool socialmente.

- **Exame psíquico**: ansioso ao descrever episódios de exposição à altura, com pensamentos intrusivos de queda e sensação de perigo iminente. Humor ansioso, orientado no tempo e espaço.

- **Hipótese diagnóstica**: fobia específica (acrofobia).

- **Plano de cuidados/tratamento**:

- **Psicoterapia**: TCC com técnicas de dessensibilização sistemática, exposição gradual a alturas e reestruturação cognitiva para reduzir pensamentos catastróficos.

- **Tratamento medicamentoso**: se necessário, uso de benzodiazepínicos de curta duração (como o clonazepam) para crises específicas.

- **Terapias complementares**: terapia ocupacional com práticas que auxiliem o enfrentamento gradual da altura; a arteterapia e o *mindfulness* também podem ajudar a reduzir a ansiedade.

- **Serviço social**: intervenção para oferecer suporte familiar, ajudando a compreender o transtorno e encorajar o envolvimento no tratamento, com atenção ao impacto profissional e familiar do transtorno.

5 – Transtorno obsessivo-compulsivo com predominância de pensamentos obsessivos

Relato completo do caso: J. P. L., mulher, 28 anos, branca, professora de ensino médio, solteira, procurou atendimento psiquiátrico por causa de pensamentos repetitivos e intrusivos que a fazem sentir intensa ansiedade e angústia. Esses pensamentos, que descreve como obsessivos, envolvem imagens perturbadoras e incontroláveis de situações de agressão, principalmente contra pessoas próximas, como amigos e familiares. Ela relata que, embora nunca tenha desejado realmente fazer mal a ninguém, o simples fato de ter esses pensamentos a deixa profundamente culpada e ansiosa. Isso ocorre principalmente quando ela está sozinha ou em momentos de maior estresse, como antes de uma prova dos alunos ou em reuniões escolares. Além disso, afirma que tenta evitar o contato direto com pessoas por medo de que esses pensamentos possam se manifestar de alguma forma. Essa preocupação interfere em sua vida social e profissional, pois evita jantares e eventos sociais com colegas de trabalho e familiares, o que gera um impacto negativo em sua qualidade de vida. J. P. L. tem histórico familiar de transtornos psiquiátricos; sua mãe tem transtorno de ansiedade generalizada e um tio paterno foi diagnosticado com depressão. Ela não faz uso de álcool ou drogas, mas relata ser tabagista desde os 18 anos. Não apresenta histórico de outras doenças crônicas. Nos momentos de lazer, gosta de desenhar, mas frequentemente interrompe suas atividades devido à intrusão dos pensamentos obsessivos. Essa situação agrava ainda mais seu quadro ansioso, pois ela sente que não tem controle sobre sua própria mente.

Análise estruturada do caso – Transtorno obsessivo-compulsivo com predominância de pensamentos obsessivos

- **Identificação do paciente**: J. P. L., 28 anos, professora de ensino médio, solteira.

- **Queixa principal**: pensamentos obsessivos de agressão involuntária contra pessoas próximas, gerando intensa culpa e ansiedade.

- **História da doença atual**: os sintomas surgiram há aproximadamente três anos e foram intensificados no último ano devido ao aumento das responsabilidades profissionais. J. P. L. descreve esses pensamentos como incontroláveis e sente medo de perder o controle.

- **Antecedentes pessoais, familiares e sociais**: mãe com transtorno de ansiedade generalizada e tio paterno com diagnóstico de depressão. A paciente é tabagista, mas nega o uso de álcool ou outras substâncias. Solitária e com dificuldade em manter relações sociais devido aos pensamentos obsessivos.

- **Exame psíquico:** humor ansioso e introspectivo, com presença de ideias obsessivas de conteúdo agressivo. Demonstra culpa intensa e medo de perda de controle.

- **Hipótese diagnóstica:** transtorno obsessivo-compulsivo com predominância de pensamentos obsessivos.

- **Plano de cuidados/tratamento:**

- **Psicoterapia:** terapia cognitivo-comportamental focada em exposição e prevenção de resposta, ajudando a paciente a neutralizar os pensamentos obsessivos.

- **Tratamento medicamentoso:** prescrição de inibidores seletivos da recaptação de serotonina como sertralina ou fluvoxamina, conhecidos por reduzir a intensidade dos pensamentos obsessivos e melhorar a qualidade de vida.

- **Terapias complementares:** introdução à arteterapia para ajudar a canalizar sua ansiedade e melhorar o autocontrole mental. Sessões de terapia ocupacional são recomendadas para promover habilidades sociais e melhorar a autoestima.

- **Serviço social:** orientação para familiares, visando capacitá-los a oferecer suporte emocional e ajudar a paciente a estabelecer uma rede de apoio segura e confiável.

6 – Transtorno obsessivo-compulsivo com predominância de comportamentos compulsivos

Relato completo do caso: L. F. B., homem de 35 anos, engenheiro civil, casado, com uma filha de três anos, buscou atendimento psiquiátrico devido a comportamentos compulsivos intensos que têm prejudicado sua vida pessoal e profissional. O paciente descreve uma série de rituais que ele sente ser obrigado a realizar para evitar que algo de ruim aconteça com ele ou com sua família. Um dos rituais principais envolve a contagem compulsiva de placas de carros. Ao observar veículos pela janela, ele se sente impelido a contar as placas e associar os números a letras do alfabeto para formar nomes. Acredita que, se não realizar corretamente essa contagem e associação, um evento catastrófico pode ocorrer com seus entes queridos. Esse comportamento consome um longo tempo do seu dia, causando atrasos frequentes no trabalho e interferindo em suas responsabilidades. Além disso, L. F. B. exibe uma compulsão por lavar as mãos com medo de contaminação. Ele lava as mãos repetidamente ao longo do dia, utilizando um sabonete novo a cada vez e descartando-o após o uso. Esse processo é feito com água extremamente quente, pois ele acredita que isso elimina o risco de qualquer contaminação. Mesmo com as mãos severamente irritadas e doloridas, ele não consegue interromper esse ritual, sentindo um alívio momentâneo apenas ao finalizar o processo. Outro comportamento compulsivo é o alinhamento dos quadros nas paredes e de forros de mesa. L. F. B. passa horas ajustando minuciosamente a posição desses itens para que fiquem "perfeitamente alinhados". Ele acredita que qualquer desalinhamento poderá atrair uma tragédia para sua família. Esse comportamento tem gerado atritos com a esposa, que sente que o tempo dedicado a esses rituais está afetando o convívio familiar. L. F. B. também enfrenta dificuldades para concluir suas refeições, pois sente a necessidade de contar meticulosamente o número de mastigações antes de engolir cada porção de alimento. Caso o número de mastigações seja ímpar, ele interrompe a refeição e começa novamente, tornando o ato de comer um processo longo e exaustivo. Esse ritual tem causado perda de peso e dificuldades digestivas. Por fim, o paciente possui um comportamento de "neutralização verbal": ao falar qualquer palavra que considere associada a algo ruim ou negativo, sente-se obrigado a repeti-la de forma invertida para evitar que algo negativo ocorra com sua família. Esse hábito afeta sua comunicação e o faz evitar conversas prolongadas, pois sente medo constante de "dizer algo errado".

Análise estruturada do caso – Transtorno obsessivo-compulsivo com predominância de compulsão

- **Identificação do paciente**: L. F. B., 35 anos, engenheiro civil, casado, pai de uma filha.

- **Queixa principal**: rituais compulsivos de contagem, lavagem das mãos, alinhamento de objetos, contagem de mastigações e repetição verbal, afetando o convívio familiar, a alimentação e o desempenho profissional.

- **História da doença atual:** iniciou há cerca de cinco anos, após ter presenciado a morte de um colega de trabalho em um acidente. Iniciou-se com episódios de verificação esporádicos, que foram se intensificando e evoluíram para rituais que consomem grande parte do dia, especialmente nos últimos dois anos, com impacto funcional significativo.

- **Antecedentes pessoais, familiares e sociais:** histórico familiar de transtornos de ansiedade: mãe com transtorno de pânico e irmão com diagnóstico de fobia social. Consome álcool ocasionalmente, nega uso de drogas e relata insônia ligada aos sintomas do TOC.

- **Exame psíquico:** paciente apresenta ansiedade elevada e um senso exacerbado de responsabilidade para evitar danos aos entes queridos. Demonstra apego a rituais de contagem, lavagem, alinhamento e repetição verbal, reconhecendo a irracionalidade dos comportamentos, mas incapaz de resistir aos mesmos. Apresenta sentimento de culpa pela família e por perder tempo com essas compulsões.

- **Hipótese diagnóstica:** transtorno obsessivo-compulsivo com predominância de comportamentos compulsivos.

- **Plano de cuidados/tratamento:**

- **Psicoterapia:** terapia cognitivo-comportamental com exposição e prevenção de resposta; recomendação de terapia de aceitação e compromisso para ampliar estratégias de enfrentamento.

- **Tratamento medicamentoso:** antidepressivos tricíclicos e ansiolíticos, ajustados conforme resposta e tolerância.

- **Terapias complementares:** arteterapia e terapia ocupacional para explorar formas alternativas de expressão emocional e desenvolver estratégias de enfrentamento.

- **Abordagem do serviço social:** psicoeducação e orientação à família para apoiar o paciente, além de discussões sobre as implicações no trabalho e em casa, com suporte e envolvimento dos familiares no processo de tratamento.

7 – Transtorno obsessivo-compulsivo misto – com predominância de pensamentos obsessivos e comportamentos compulsivos

Relato completo do caso: M. S. P., homem branco de 32 anos, engenheiro de software, solteiro, procurou atendimento devido à presença de pensamentos intrusivos e rituais compulsivos que impactam seriamente sua rotina e qualidade de vida. Ele descreve uma obsessão intensa com a limpeza e com a segurança, especialmente relacionada a contaminações e intrusões. Diariamente, M. S. P. passa horas realizando rituais de limpeza, lavando as mãos repetidamente até sentir que estão "completamente limpas", às vezes chegando a machucá-las devido ao uso excessivo de produtos de limpeza. Mesmo após esse ritual, ele sente que suas mãos ainda estão contaminadas e pode recomeçar o processo várias vezes. Além disso, M. S. P. apresenta compulsões relacionadas a verificação. Antes de sair de casa, ele revisa cada porta e janela diversas vezes para se certificar de que estão trancadas. Essa verificação pode durar até uma hora, já que ele sente um medo incontrolável de que algo ruim possa acontecer caso deixe alguma entrada da casa sem a segurança necessária. Mesmo ao trancar a porta principal, ele retorna constantemente para conferir, tocando a maçaneta e girando a chave repetidamente, até que sua ansiedade diminua temporariamente. Durante o trabalho, ele também se vê obrigado a revisar várias vezes qualquer e-mail antes de enviá-lo, temendo que algum erro passe despercebido e possa prejudicar sua reputação profissional. Esse comportamento de verificação interfere no seu rendimento, levando-o a trabalhar além do horário e gerando uma sensação constante de insatisfação consigo mesmo. Os pensamentos obsessivos são constantes e perturbadores, pois M. S. P. teme que, ao não realizar esses rituais, possa causar danos a si mesmo ou a outras pessoas. Ele descreve ideias obsessivas que frequentemente lhe causam pânico, como imaginar que uma contaminação poderia deixá-lo gravemente doente ou que um erro em uma verificação pode gerar consequências graves. Mesmo sabendo que esses pensamentos são irracionais, ele se sente incapaz de controlá-los. Nos antecedentes familiares, sua mãe apresenta histórico de ansiedade, e uma tia materna foi diagnosticada com TOC. M. S. P. nega o uso de álcool ou drogas, mas relata aumento recente no consumo de cigarros, que utiliza para aliviar a ansiedade. Ele é muito próximo da irmã, mas evita visitas à casa dela por medo de não conseguir realizar seus rituais. Nos momentos de lazer, tenta relaxar lendo, mas os pensamentos obsessivos interrompem sua concentração, levando-o de volta aos rituais.

Análise estruturada do caso – Transtorno obsessivo-compulsivo

- **Identificação do paciente**: M. S. P., 32 anos, engenheiro de software, solteiro.

- **Queixa principal**: pensamentos obsessivos persistentes sobre contaminação e segurança, seguidos de compulsões de limpeza e verificação.

- **História da doença atual**: os sintomas iniciaram na adolescência, mas se intensificaram nos últimos anos, especialmente após o aumento das responsabilidades no trabalho e a mudança para morar sozinho. M. S. P. relata dificuldades em controlar os rituais, mesmo sabendo que eles são irracionais.

- **Antecedentes pessoais, familiares e sociais**: mãe com histórico de ansiedade e tia materna diagnosticada com TOC. Paciente nega uso de álcool e drogas, mas apresenta aumento no uso de cigarro para alívio da ansiedade. Solitário na vida social devido à necessidade de realizar rituais constantes.

- **Exame psíquico**: humor ansioso, com pensamentos intrusivos frequentes sobre contaminação e intrusão. Apresenta comportamentos repetitivos e compulsivos de limpeza e verificação. Demonstrou intensa ansiedade ao tentar evitar os rituais, com sensação de alívio temporário após realizá-los.

- **Hipótese diagnóstica**: transtorno obsessivo-compulsivo misto - com predominância de pensamentos obsessivos e comportamento compulsivo.

Plano de cuidados/tratamento:

- **Psicoterapia:** terapia cognitivo-comportamental com foco em exposição e prevenção de resposta, buscando ajudar o paciente a resistir à realização dos rituais e a lidar com a ansiedade resultante.

- **Tratamento medicamentoso:** iniciar um inibidor seletivo da recaptação de serotonina, como fluoxetina, que tem eficácia comprovada para reduzir sintomas obsessivos-compulsivos.

- **Terapias complementares:** arteterapia para promover um canal alternativo de expressão e distração, além de terapia ocupacional para apoiar o desenvolvimento de estratégias de enfrentamento nas atividades diárias.

- **Serviço social:** orientação para a família, com o objetivo de capacitá-los a fornecer suporte sem reforçar os comportamentos compulsivos.

8 – Transtorno de reação ao estresse agudo

Relato completo do caso: J. A. R., mulher de 28 anos, professora do ensino fundamental, solteira, com histórico de relacionamento recente e sem filhos, procurou atendimento psiquiátrico após um grave acidente de trânsito em que foi passageira. Durante o acidente, o veículo em que estava colidiu de frente com um caminhão, resultando em lesões graves para o motorista e óbito de outro passageiro. Embora tenha saído fisicamente ilesa, desde o ocorrido, J. A. R. tem apresentado sintomas intensos e debilitantes como sentir-se "paralisada" e com dificuldades para se orientar no ambiente ao redor. Desde então, desenvolveu um medo extremo de andar de carro, com fortes reações de ansiedade ao ver um veículo se aproximando. A paciente tem pesadelos frequentes envolvendo acidentes de trânsito e acorda com taquicardia, sudorese intensa e uma sensação de terror. Ao longo do dia, flashbacks invadem seus pensamentos, trazendo uma sensação de "reviver" o acidente, o que a deixa emocionalmente exausta e evitativa em relação a conversas sobre o ocorrido. Além disso, ela apresenta reações de alarme exageradas e se sente constantemente em estado de vigilância, como se algo de perigoso estivesse prestes a acontecer. No ambiente de trabalho, J. A. R. tem dificuldades de concentração, o que prejudica seu desempenho em sala de aula. Desde o acidente, ela evita qualquer situação que a lembre do evento, como viajar em estradas ou ver programas de televisão que mostram cenas de acidentes. A sensação de angústia é persistente, e ela relatou à psiquiatra o medo de "estar enlouquecendo".

Análise estruturada do caso – Transtorno de reação ao estresse agudo

- **Identificação do paciente:** J. A. R., 28 anos, professora, solteira, sem filhos.

- **Queixa principal:** ansiedade intensa e sintomas de revivescência relacionados ao trauma do acidente de trânsito, incluindo flashbacks, pesadelos, hipervigilância e evasão de situações que a recordem do trauma.

- **História da doença atual:** início dos sintomas imediatamente após o acidente, com intensificação progressiva. Relata episódios de flashbacks e sonhos recorrentes envolvendo o acidente, com reatividade emocional extrema a qualquer estímulo que lembre o evento traumático.

- **Antecedentes pessoais, familiares e sociais:** sem histórico familiar de transtornos mentais. Relata bom relacionamento familiar e rede de apoio social. Nega uso de álcool e drogas. Não é tabagista. Não possui antecedentes psiquiátricos, embora tenha relatado episódios de ansiedade moderada em situações de estresse acadêmico no passado.

- **Exame psíquico:** apresenta-se ansiosa, com dificuldades de manter o foco durante a consulta devido a pensamentos intrusivos sobre o acidente. Demonstra angústia ao descrever o evento e um estado emocional instável, alternando entre sentimentos de desespero e desesperança. Relata sensação de "desrealização" e dificuldade de manter sua rotina profissional.

- **Hipótese diagnóstica:** reação aguda ao estresse.

Plano de cuidados/tratamento:

- **Psicoterapia:** terapia cognitivo-comportamental (TCC) focada em trauma, com técnicas de exposição gradual para dessensibilização ao evento traumático.

- **Tratamento medicamentoso:** benzodiazepínicos para controle inicial dos sintomas de ansiedade intensa; betabloqueadores em doses baixas para reduzir a resposta autonômica; reavaliação contínua para determinar a necessidade de tratamento a longo prazo.

- **Terapias complementares:** terapia ocupacional para auxílio na reintegração gradual às atividades profissionais e arteterapia para expressão de sentimentos difíceis de verbalizar.

- **Abordagem do serviço social:** psicoeducação para o paciente e familiares, com orientação sobre o transtorno e seu prognóstico. Encaminhamento para suporte social adicional, se necessário, para facilitar o manejo das reações ao trauma no ambiente doméstico e laboral.

9 – Transtorno de estresse pós-traumático

Relato completo do caso: M. R. A., homem de 35 anos, policial militar, pardo, casado e pai de dois filhos adolescentes, foi trazido ao atendimento psiquiátrico por sua esposa, que relata os acontecimentos e mudanças comportamentais observadas no marido. Ela conta que, três semanas atrás, M. R. A. vivenciou um evento traumático durante o qual ele e seus colegas foram alvo de disparos, resultando na morte de um parceiro próximo. Nos dias que se seguiram ao incidente, ele aparentava apenas uma tristeza pela perda do colega, sem sinais aparentes de sintomas psicológicos além do luto natural. Contudo, na manhã de hoje, enquanto se preparava para o trabalho, M. R. A. foi tomado por uma intensa sensação de entorpecimento, como se estivesse desconectado da realidade. Ele começou a exibir sintomas inesperados de ansiedade e revivência do trauma. M. R. A. relata que se sentiu "como se estivesse vivendo um pesadelo", com imagens vívidas do incidente invadindo sua mente em forma de flashbacks, gerando uma sensação profunda de pânico e desorientação. Ele descreve esse momento como um estado de paralisia, sentindo-se incapaz de se mover ou de responder de maneira adequada ao ambiente ao redor. A esposa relata que o encontrou sentado na cama, com o olhar perplexo e vazio, sem conseguir responder de forma coerente, falando de maneira desconexa e aparentando estar emocionalmente distante. M. R. A. não conseguiu ir para o trabalho, mas mantém-se em um constante estado de alerta, reagindo de forma exagerada a sons altos ou inesperados, especialmente a sirenes e estampidos, que o fazem reviver o trauma. Ele também demonstra uma intensa sensação de culpa por não ter conseguido proteger o colega, evita qualquer discussão sobre o ocorrido e apresenta irritabilidade e perda de apetite.

Análise estruturada do caso – Transtorno de estresse pós-traumático

- **Identificação do paciente**: M. R. A., 35 anos, policial militar, casado, pai de dois filhos adolescentes.

- **Queixa principal**: revivescência do evento traumático com sintomas de ansiedade, hipervigilância, paralisia emocional e evitamento, afetando seu funcionamento social, familiar e ocupacional.

- **História da doença atual**: três semanas após o evento traumático, M. R. A. passou a experimentar sintomas de flashbacks, sensação de desconexão e paralisia emocional, desencadeados ao tentar retomar sua rotina de trabalho. Apresenta estado de intensa hipervigilância.

- **Antecedentes pessoais, familiares e sociais**: sem histórico familiar de transtornos mentais. Relacionamento conjugal e familiar previamente saudável e estruturado. Não há histórico de uso de álcool, drogas ou tabagismo. Sem antecedentes psiquiátricos ou de doenças graves, exceto por um histórico recente de hérnia de disco na coluna.

- **Exame psíquico**: paciente ansioso e hipervigilante, com reatividade emocional exagerada e sinais de revivência ao relatar o incidente. Apresenta afeto embotado, com expressões de culpa e autodepreciação ao relembrar o evento traumático. Estado de alerta acentuado e desconexão emocional, principalmente ao narrar as sensações de paralisia vivenciadas ao tentar retomar suas atividades.

- **Hipótese diagnóstica**: transtorno de estresse pós-traumático, caracterizado por sintomas de revivência, dissociação, evasão, reatividade aumentada e alterações de humor associadas ao evento traumático.

Plano de cuidados/tratamento:

- **Psicoterapia**: terapia cognitivo-comportamental (TCC) com foco em exposição prolongada e reestruturação cognitiva para reduzir a resposta traumática.

- **Tratamento medicamentoso**: ansiolítico de ação curta para manejo inicial dos sintomas de ansiedade e betabloqueadores para auxiliar na estabilização emocional e nas reações somáticas relacionadas à hipervigilância.

- **Terapias complementares**: indicação de terapia ocupacional para readaptação gradual à rotina e musicoterapia para promover relaxamento e bem-estar emocional. Envolvimento da família em terapias de apoio, visando fortalecer o suporte social.

- **Abordagem do serviço social**: acompanhamento pelo serviço social para orientação e apoio familiar, além de integração do paciente a grupos de apoio com outros profissionais de segurança, caso seja necessário, facilitando a reintegração gradual ao trabalho e ajustamento familiar.

10 – Transtorno de adaptação

Relato completo do caso: P. R. S., 28 anos, mulher, branca, solteira, sem filhos, formada em administração e atualmente trabalhando em uma empresa de marketing, procurou atendimento psiquiátrico devido a sintomas emocionais e comportamentais que surgiram após uma recente mudança de cidade devido a uma transferência de trabalho. P. R. S. relata que, inicialmente, estava animada com a oportunidade, mas, ao longo das semanas seguintes à mudança, começou a se sentir desorientada e sobrecarregada com o novo ambiente. Ela afirma que os sintomas começaram a se intensificar após aproximadamente três meses, quando percebeu que tinha dificuldades em se adaptar ao ritmo acelerado do novo trabalho e à falta de uma rede de apoio social, pois estava distante de sua família e amigos. Desde a mudança, P. R. S. vem apresentando episódios de ansiedade intensa e humor depressivo, caracterizados por sentimentos de tristeza, frustração e baixa autoestima. Ela relata uma preocupação constante com seu desempenho profissional, temendo não estar atendendo às expectativas de seus superiores, o que a levou a duvidar de suas habilidades e competências. Além disso, vem se isolando socialmente, evitando contatos com colegas de trabalho fora do ambiente profissional. P. R. S. também experimenta alterações no sono, acordando frequentemente durante a noite e tendo dificuldade para voltar a dormir, além de apresentar perda de apetite e falta de interesse em atividades que antes a agradavam. P. R. S. admite que, em momentos de maior estresse, sente vontade de desistir do emprego e retornar à cidade de origem. Esses sentimentos a deixam mais ansiosa, pois ela sabe que sair do emprego comprometeria sua carreira e o suporte financeiro que oferece à sua família. P. R. S. não possui histórico prévio de transtornos psiquiátricos e sua família também não apresenta casos significativos de transtornos emocionais. A paciente nega uso de álcool ou drogas e não é tabagista.

Análise estruturada do caso – Transtorno de adaptação

- **Identificação do paciente**: P. R. S., 28 anos, mulher, branca, solteira, sem filhos, formada em administração, profissional de marketing, transferida para outra cidade por questões de trabalho.

- **Queixa principal**: episódios de ansiedade intensa, humor depressivo, baixa autoestima, dificuldades em se adaptar ao novo ambiente de trabalho e falta de rede de apoio social, que a fazem questionar sua capacidade profissional e dificultam seu cotidiano.

- **História da doença atual:** os sintomas começaram após a transferência de trabalho para uma cidade nova, onde se sentiu desorientada e sobrecarregada com o ritmo acelerado e a falta de apoio social. Esses sintomas se intensificaram ao longo de três meses, levando a episódios de ansiedade e depressão, insônia, perda de apetite e desinteresse em atividades que antes apreciava.

- **Antecedentes pessoais, familiares e sociais:** P. R. S. é solteira, sem filhos, com uma relação familiar de apoio, embora esteja fisicamente distante. Não possui histórico prévio de transtornos psiquiátricos e relata um ambiente familiar estável, sem casos significativos de transtornos emocionais. Ela nega o uso de álcool, drogas e tabaco.

- **Exame psíquico:** P. R. S. apresenta-se triste e ansiosa, com fala baixa e pausada. Exibe comportamento cooperativo, mas demonstra preocupação excessiva com seu desempenho no trabalho. Apresenta baixo limiar para frustração e irritabilidade leve. O pensamento é organizado, porém focado nos aspectos negativos do novo ambiente e em possíveis fracassos. Memória e atenção apresentam discreto comprometimento, especialmente relacionado a questões de trabalho.

- **Hipótese diagnóstica:** transtorno de adaptação.

Plano de cuidados/tratamento:

- **Psicoterapia:** indica-se a terapia cognitivo-comportamental para ajudar P. R. S. a desenvolver habilidades de enfrentamento e reestruturação cognitiva, abordando a ansiedade e a autoestima. Outras abordagens sugeridas incluem terapia de aceitação e compromisso e terapia interpessoal, para melhorar as relações sociais e reduzir o isolamento.

- **Tratamento medicamentoso:** considera-se o uso de ansiolíticos de ação curta para o manejo da ansiedade intensa, em combinação com antidepressivos de nova geração como duloxetina ou venlafaxina para aliviar o humor depressivo.

- **Intervenções complementares:** terapia ocupacional para auxiliar na organização do trabalho e na adaptação ao novo ambiente. Arteterapia e musicoterapia também podem ser úteis para proporcionar alívio emocional.

- **Abordagem de serviço social:** contato com a rede de apoio familiar e orientação sobre possíveis grupos de integração social na nova cidade. Sugestão de participação em atividades comunitárias ou recreativas para fortalecer o suporte social local e facilitar a adaptação.

1 – Transtorno de somatização

Relato completo do caso: A. S. F., 42 anos, mulher, branca, casada, mãe de três filhos adolescentes, dona de casa, com nível médio de escolaridade, foi levada à Unidade de Pronto Atendimento (UPA) após apresentar dor torácica intensa irradiando para o braço esquerdo, acompanhada de falta de ar, sudorese intensa, sensação de desmaio e uma intensa ansiedade. Segundo relatos, os sintomas iniciaram-se logo após presenciar uma discussão acalorada entre seu marido e um dos filhos, que culminou em agressão física. Ao chegar ao setor de emergência, A. S. F. apresentava pressão arterial de 160/100 mmHg, taquicardia e uma expressão de angústia, referindo medo intenso de estar sofrendo um infarto. Na UPA, foi realizado um eletrocardiograma (ECG), que mostrou taquicardia sinusal, mas sem alterações isquêmicas típicas de infarto agudo do miocárdio (IAM), como elevação do segmento ST. Exames laboratoriais foram solicitados, incluindo troponina e CK-MB, ambos essenciais para investigar lesão cardíaca. Os resultados iniciais apresentaram discretas elevações, mas estavam dentro dos limites considerados normais para a faixa etária da paciente. A radiografia de tórax mostrou uma silhueta cardíaca normal, e o ecocardiograma não indicou disfunções contráteis, nem áreas de hipocinesia ou acinesia, sugerindo ausência de infarto. A paciente passou também por um teste de enzimas cardíacas, que, em exames subsequentes, apresentou valores normais, excluindo a possibilidade de necrose miocárdica. Após a análise completa dos exames e estabilização clínica, o quadro de A. S. F. foi considerado um transtorno de somatização desencadeado pelo episódio de estresse agudo ao presenciar a briga violenta entre o marido e o filho. Durante a consulta com o psiquiatra,

A. S. F. relatou que tem histórico de episódios similares em situações de estresse e ansiedade elevada, e que já apresentava sintomas como cefaleia e dores difusas, embora nunca com essa intensidade. O diagnóstico de transtorno de somatização foi confirmado, e A. S. F. foi orientada a iniciar um tratamento focado em manejo do estresse e técnicas de regulação emocional para prevenir novos episódios similares.

Análise estruturada do caso – Transtorno de somatização

- **Identificação do paciente**: A. S. F., 42 anos, mulher, branca, casada, mãe de três filhos adolescentes, dona de casa.

- **Queixa principal**: dor torácica irradiando para o braço esquerdo, falta de ar, sudorese, sensação de desmaio, acompanhada de medo intenso de infarto.

- **História da doença atual**: os sintomas surgiram logo após um episódio de alta tensão emocional, envolvendo uma discussão com agressão entre seu marido e um dos filhos. Levantou-se inicialmente a suspeita de infarto agudo do miocárdio, mas os exames de emergência foram normais, sugerindo um quadro psicossomático.

- **Antecedentes pessoais, familiares e sociais**: casada, mãe de três filhos, com rotina doméstica; relata que frequentemente tem sintomas relacionados ao estresse, como cefaleias e dores difusas. Sem histórico de doenças cardíacas, mas a mãe apresenta histórico de depressão.

- **Exame psíquico**: a paciente apresenta-se ansiosa, com medo persistente de ter um problema de saúde grave. Relata histórico de sintomas relacionados ao estresse, mas sem ter sido diagnosticada previamente com transtornos psiquiátricos. Humor ansioso, fixação em queixas somáticas.

- **Hipótese diagnóstica**: transtorno de somatização.

Plano de cuidados/tratamento:

- **Psicoterapia**: terapia cognitivo-comportamental (TCC) para ajudar A. S. F. a compreender a ligação entre eventos estressores e sintomas somáticos, e desenvolver estratégias de enfrentamento. Terapia de aceitação e compromisso (ACT) para auxiliar no manejo da ansiedade.

- **Tratamento medicamentoso**: ansiolítico de curta ação em situações de crise e um antidepressivo tricíclico (nortriptilina, por exemplo) para sintomas somáticos crônicos e regulação do humor.

- **Intervenções complementares**: terapia ocupacional e técnicas de relaxamento, como ioga e meditação guiada, para manejo do estresse. Arteterapia e musicoterapia como suporte no processo terapêutico.

- **Abordagem de serviço social**: envolvimento do serviço social para apoio familiar, visando orientar o marido e os filhos sobre o transtorno de somatização e a importância de um ambiente familiar de suporte.

12 – Transtorno hipocondríaco

Relato completo do caso: D. J. S., homem de 50 anos, bancário, branco, casado e pai de uma filha adulta, foi levado pela esposa para atendimento psiquiátrico devido à preocupação crescente e persistente com sua saúde física nos últimos nove meses. O paciente começou a manifestar esses comportamentos após a morte de um primo próximo por câncer pancreático, o que intensificou sua fixação sobre a possibilidade de ter uma doença grave. D. J. S. passa horas pesquisando sobre doenças fatais na internet, especialmente câncer e problemas cardíacos, e leva essas pesquisas impressas para as consultas médicas, tentando convencer os profissionais de que possui uma dessas doenças. Ele descreve minuciosamente sintomas que acredita sentir, apresentando detalhes precisos e quase ensaiados dos sinais de cada condição que estudou. Em uma de suas visitas, o paciente chegou a apresentar uma lista completa dos sintomas do câncer gástrico, afirmando sentir cada um deles. Apesar de realizar uma bateria extensa de exames, incluindo endoscopias, colonoscopias e exames laboratoriais detalhados, todos os resultados foram normais e sem qualquer indicativo de doença orgânica. No entanto, D. J. S. permanece convencido de que há algo errado, pois acredita que "os médicos não estão investigando corretamente." Ele tem o hábito de conversar com conhecidos e até com estranhos que tenham enfrentado doenças graves, buscando entender os sintomas que apresentavam e os tratamentos que utilizavam. Frequentemente, ele se automedica, utilizando medicamentos que acredita serem adequados para os sintomas que sente, incluindo analgésicos, antiácidos e até antibióticos, mesmo sem prescrição. Em um episódio recente, ele sofreu uma forte reação ao tomar um medicamento sem indicação médica, mas, em vez de reconhecer que o desconforto foi causado pela automedicação, ele interpretou o episódio como sinal de uma condição grave que ainda não foi diagnosticada. D. J. S. possui em casa um estoque significativo de medicamentos variados, guardando uma "farmácia pessoal" que inclui analgésicos, anti-histamínicos, sedativos e até remédios de uso controlado que conseguiu sem prescrição. Sua esposa já tentou organizar e reduzir o estoque, mas ele insiste em manter esses medicamentos "por segurança". Ele se torna agressivo e ansioso se alguém tenta retirar qualquer um dos remédios, argumentando que precisa estar preparado para qualquer emergência. Além disso, ele frequentemente sugere medicamentos a outras pessoas, baseando-se em sintomas que observa ou ouve, muitas vezes incentivando amigos e familiares a tomarem remédios mesmo sem recomendação médica. Esse comportamento com relação à sua saúde impacta sua rotina diária, levando-o a isolar-se socialmente, evitar atividades com a família e negligenciar seus hobbies, pois está constantemente focado em monitorar sintomas e pesquisar novas doenças.

Análise estruturada do caso – Transtorno hipocondríaco

- **Identificação do paciente**: D. J. S., 50 anos, homem, branco, bancário, casado, pai de uma filha.

- **Queixa principal**: preocupação obsessiva e irracional com a possibilidade de ter uma doença grave, principalmente câncer, apesar de diversos exames médicos normais.

- **História da doença atual**: os sintomas hipocondríacos começaram a se manifestar intensamente após a perda de um primo próximo por câncer pancreático há nove meses. Desde então, D. J. S. pesquisa sobre doenças graves na internet, leva essas informações para as consultas médicas, descreve sintomas de forma detalhada e acredita estar sofrendo de condições graves, mesmo com resultados de exames normais. Ele também tem o hábito de conversar com pessoas doentes e automedicar-se com frequência.

- **Antecedentes pessoais, familiares e sociais**: o paciente não apresenta histórico familiar direto de hipocondria, mas possui antecedentes de ansiedade em parentes próximos, como a mãe e uma tia. Não possui histórico de transtornos psiquiátricos anteriores, mas a fixação pela saúde física está afetando sua rotina diária e suas relações familiares, além de reduzir seu engajamento em atividades de lazer. Ele se automedica com frequência e guarda uma grande quantidade de medicamentos em casa, o que já causou conflitos com a esposa.

- **Exame psíquico**: durante a avaliação, o paciente apresenta-se ansioso e centrado em detalhes de doenças fatais, especialmente câncer. Relata sintomas físicos com riqueza de detalhes e traz consigo resultados de pesquisas sobre condições graves. Apresenta uma fixação constante na própria saúde, com discurso que demonstra pensamentos catastróficos sobre a possibilidade de uma doença grave e uma recusa em aceitar explicações dos profissionais sobre sua saúde. A análise do pensamento revela fixação mental e hipervigilância quanto aos sintomas físicos.

- **Hipótese diagnóstica**: transtorno hipocondríaco.

Plano de cuidados/tratamento:

- **Psicoterapia**: terapia cognitivo-comportamental (TCC) focada na reestruturação de pensamentos obsessivos sobre a saúde. Outras abordagens recomendadas incluem terapia de aceitação e compromisso (ACT) para reduzir a fixação sobre doenças e a psicoterapia interpessoal (TIP) para melhorar as relações afetadas pelo comportamento hipocondríaco.

- **Tratamento medicamentoso**: antidepressivo tricíclico, como a clomipramina, em combinação com benzodiazepínicos de curta ação para controle dos sintomas de ansiedade, evitando automedicação compulsiva.

- **Intervenções Complementares**: terapia ocupacional e arteterapia para incentivar atividades de lazer e reduzir a fixação mental no próprio corpo. Técnicas de *mindfulness* para promover a regulação emocional e diminuir a hipervigilância.

- **Abordagem de serviço social**: orientação à família sobre o transtorno e medidas para não reforçar os comportamentos hipocondríacos. Encaminhamento para grupos de apoio, se disponíveis e organização de consultas periódicas para evitar o uso excessivo e desnecessário de medicamentos.

REFERÊNCIAS

AMERICAN PSYCHIATRIC ASSOCIATION. **Diagnostic and Statistical Manual of Mental Disorders** – DSM-5. Washington, DC: American Psychiatric Publishing, 2013.

AMERICAN PSYCHIATRIC ASSOCIATION. **Manual Diagnóstico e Estatístico de Transtornos Mentais** – DSM-5. Washington, DC: American Psychiatric Publishing, 2020.

ANDERSON, R.; BROWN, J.; SMITH, L. **Obsessive Compulsive Disorder**: New Perspectives in Treatment. Oxford: Oxford University Press, 2020.

ANDRADE, J. et al. **Generalized Anxiety Disorder and Its Prevalence in Mental Health Centers**. São Paulo: Atual Editora, 2022.

BANDELOW, B.; MICHAELIS, S. Epidemiology of anxiety disorders in the 21st century. **Dialogues in Clinical Neuroscience**, Londres, v. 17, n. 3, p. 327-335, 2015.

BAPTISTA, M. et al. Social Phobia: Epidemiological Studies in Brazilian Urban Centers. **Psicologia Moderna**, São Paulo, v. 23, n. 4, p. 112-126, 2020.

BASKIN-SOMMERS, A.; BYRNE, J.; REICH, D. **Treatment-Resistant Anxiety Disorders**. Cambridge: Cambridge University Press, 2021.

BROWN, J. *et al.* **Obsessive-Compulsive Disorder**: Clinical Management and Research Updates. San Diego: Academic Press, 2021.

CARLETON, R. N. *et al.* The interplay of pain and psychological factors in somatoform disorders. **Journal of Psychosomatic Research**, Nova York, v. 145, n. 2, p. 110-121, 2021.

CASEY, P. *et al.* **The Social Dynamics of Adjustment Disorders**. Cambridge: Harvard University Press, 2019.

COUTINHO, T.; FILGUEIRAS, R.; DE SOUSA, A. **Generalized Anxiety Disorder**: Epidemiological and Clinical Perspectives. Rio de Janeiro: Hominis Editora, 2021.

DAVIS, L. *et al.* **Cross-Cultural Aspects of Obsessive-Compulsive Disorder**. Nova York: Guilford Press, 2023.

D'AMIENS, J. **Origins of Hypochondria**: A Historical Perspective. Paris: Maison de la Santé, 2012.

FELDMAN, G. *et al.* Trauma-focused cognitive behavioral therapy for post-traumatic stress disorder. **Journal of Clinical Psychology**, Chicago, v. 76, n. 8, p. 1543-1551, 2020.

FULTON, J. *et al.* Hypochondriasis and its impact on health care systems. **Annals of Psychiatry**, Boston, v. 27, n. 6, p. 310-323, 2016.

GASK, L.; RICHARDS, D.; LOVELL, K. **Family Support in Anxiety Disorders**. Londres: Routledge, 2022.

GASK, L. *et al.* **Panic Disorders and Agoraphobia**. Londres: Routledge, 2018.

GONZALEZ, J.; SANTOS, D.; FERREIRA, M. **Anxiety Disorders in the ICD-11**: New Perspectives. Barcelona: Roca, 2023.

GRADUS, J. L. *et al.* **Adjustment Disorders in Clinical Practice**. Cambridge: Cambridge University Press, 2020.

GUREJE, O. *et al.* Epidemiology of somatoform disorders. **Acta Psychiatrica Scandinavica**, Copenhague, v. 108, n. 5, p. 327-333, 2018.

HAMMER, C. *et al.* Post-traumatic stress disorder: genetic and environmental factors. **Psychological Medicine**, Londres, v. 52, n. 4, p. 598-611, 2022.

HIRSHFELD, J.; BERNSTEIN, G.; BORCHARDT, M. **Anxiety Disorders in Adolescents**: Prevalence and Characteristics. Nova York: Wiley, 2021.

INTERNATIONAL SOCIETY FOR TRAUMATIC STRESS STUDIES. **Post-Traumatic Stress Disorders and Reactions to Acute Stress**: A Comprehensive Guide. Nova York: Guilford Press, 2019.

JOHNSON, P. *et al.* **Obsessive-Compulsive Disorder**: New Research Directions. Cambridge: Harvard University Press, 2022.

JONES, J. *et al.* Family dynamics in respiratory disorders with psychological components. **Psychosomatic Medicine**, Washington, DC, v. 83, n. 9, p. 858-869, 2021.

KAPLAN, H.; MILLER, N.; JAMES, R. **Cognitive Behavioral Therapy for Anxiety Disorders**. Nova York: McGraw-Hill, 2023.

KESSLER, R. *et al.* **Pharmacological Interventions in Post-Traumatic Stress Disorder**. Cambridge: Cambridge University Press, 2019.

KESSLER, R. C. *et al.* Epidemiology of panic and agoraphobia. **International Journal of Epidemiology**, Genebra, v. 44, n. 6, p. 1731-1741, 2015.

KLEINMAN, A. **Psychosomatics and Medical Anthropology**. Londres: Macmillan, 2019.

KREITMAIR, B.; VON WEISS, P. **The Dynamics of Adjustment Disorders**. Berlim: Springer, 2019.

LIPP, M. E. **Somatoform Disorders**: Understanding and Treatment Approaches. São Paulo: Edusp, 2021.

LIU, Z.; HARRIS, M. **Obsessive-Compulsive Disorder in Cross-Cultural Contexts**. Nova York: Guilford Press, 2021.

LOPES, M.; BERNSTEIN, A. **Generalized Anxiety and Its Impact on Interpersonal Relationships**. Petrópolis: Vozes, 2019.

MARTINEZ, S.; ROBERTS, J. **Neurological Underpinnings of OCD**. Londres: Sage, 2020.

MAYO-WILSON, E. *et al.* Understanding hypochondria and its effects. **British Journal of Psychiatry**, Londres, v. 209, n. 3, p. 38-44, 2021.

MILLER, S.; LEE, K. **Progressive Approaches to OCD Treatment**. Cambridge: Cambridge University Press, 2022.

MULLER, J.; HIRSHFELD, M. **Anxiety and the Cardiovascular System**. Boston: Beacon Press, 2022.

NATIONAL INSTITUTE OF MENTAL HEALTH. Acute Stress Reactions and PTSD in Clinical Practice. Bethesda: NIMH, 2021.

NEWBY, J. *et al.* Cognitive behavioral therapy for health anxiety. **Journal of Psychosomatic Research**, Chicago, v. 102, n. 2, p. 44-53, 2019.

PINHO, A.; ARAÚJO, R. **Anxiety Disorders in Brazilian Mental Health Centers**. Petrópolis: Vozes, 2023.

REIS, M.; DONATO, A. **Generalized Anxiety Disorder**: Clinical and Cognitive Aspects. Porto Alegre: Artmed, 2022.

RIEF, W.; MARTIN, A. **Psychosomatics and Somatoform Disorders**. Amsterdã: Elsevier, 2021.

CAPÍTULO V

TRANSTORNOS PSICÓTICOS

Prof. Dr. Richardson Miranda Machado
Me. Lucielena Maria de Sousa Garcia Soares
Ailton Miranda Pinto Junior
Laís Cristina Francelino Silva
Moisés Fiusa Menezes

ESQUIZOFRENIA

TIPOS DE ESQUIZOFRENIA

CASOS CLÍNICOS, DIAGNÓSTICO E TRATAMENTO

TRANSTORNOS PSICÓTICOS

ESQUIZOFRENIA

A palavra "esquizofrenia" tem origem no grego, onde **"schizo"** significa "dividir" e **"*phren*"** se refere à "mente". Literalmente, o termo se traduz como "mente dividida". Esse nome foi cunhado pelo psiquiatra suíço Eugen Bleuler, em 1911, para descrever a dissociação ou fragmentação das funções mentais características desse transtorno.

A esquizofrenia é um transtorno psicótico, patologia severa que afeta profundamente a estrutura psíquica e funcional do indivíduo. A esquizofrenia compromete a personalidade e altera toda a experiência de realidade do indivíduo, gerando um distanciamento das relações sociais e uma percepção distorcida e singular da realidade. Essa condição manifesta-se por uma quebra com a realidade consensual, na qual o indivíduo pode experienciar alucinações, delírios e distorções cognitivas que interferem na sua interação com o mundo. Tais sintomas, especialmente os delírios e as alucinações, fazem com que o portador de esquizofrenia seja frequentemente percebido como o "louco" culturalmente estereotipado, por sua incapacidade de distinguir entre fantasia e realidade, o que o isola socialmente e o leva a interpretar suas construções mentais como verdades absolutas (Mccarthy-Jones, 2017).

O psiquiatra alemão Emil Kraepelin, em 1896, introduziu o termo "demência precoce" para descrever essa condição, enfatizando o que considerava ser o aspecto crucial da doença: a deterioração progressiva da personalidade, que terminaria inevitavelmente em demência. Esse conceito foi posteriormente revisado por Eugen Bleuler em 1911, que introduziu o termo "esquizofrenia" e propôs que a falha central da condição estava em um distúrbio dos processos associativos, afetando a capacidade do paciente de discernir a realidade de suas percepções internas. Bleuler também sugeriu que, embora a esquizofrenia fosse uma condição crônica e sem cura definitiva, os sintomas poderiam ser controlados com intervenções adequadas (Baker; David, 2020; Mccarthy-Jones, 2017).

Estima-se que aproximadamente 1% da população mundial seja afetada pela esquizofrenia, com uma incidência ligeiramente maior entre homens, com início frequente antes dos 25 anos. A doença raramente se manifesta antes dos dez ou após os 50 anos e não parece haver uma predileção por fatores socioeconômicos ou étnicos específicos. No Brasil, estudos confirmam uma prevalência semelhante, com uma média de 0,7% a 1% da população adulta apresentando sintomas de esquizofrenia, evidenciando a importância da detecção precoce e da intervenção contínua (World Health Organization, 2022; Fiocruz, 2020).

A esquizofrenia é um transtorno psicótico grave que apresenta sintomas heterogêneos, divididos em duas categorias principais: positivos (alucinações, delírios, comportamento desorganizado) e negativos (redução da motivação, isolamento social e embotamento afetivo). Dados epidemiológicos recentes apontam que, globalmente, cerca de 75.000 novos casos são diagnosticados a cada ano, e uma parcela significativa desses pacientes precisa de acompanhamento especializado constante devido à gravidade dos sintomas e à deterioração funcional (Hafner; Angermeyer, 2019). Embora a medicação antipsicótica tenha proporcionado avanços no manejo dos sintomas, muitos pacientes ainda experimentam efeitos colaterais severos, o que limita a aderência ao tratamento e a qualidade de vida (Zhao; Wang, 2021).

A esquizofrenia tipicamente surge na adolescência ou início da idade adulta, frequentemente após um surto psicótico inicial que marca o início da fase crônica e incapacitante da doença. Esse primeiro episódio é crucial, pois muitas vezes interfere profundamente na capacidade do indivíduo de manter vínculos sociais e realizar atividades cotidianas. O impacto da esquizofrenia na trajetória de vida do paciente e de sua família pode ser devastador, com a necessidade de suporte contínuo e de tratamentos multidisciplinares para reduzir a gravidade dos sintomas (Green; Harvey, 2019).

A esquizofrenia é uma condição crônica marcada por períodos de exacerbação e remissão dos sintomas. A fase aguda, com predomínio de sintomas positivos, contrasta com a fase crônica, onde sintomas negativos são mais evidentes e de difícil manejo. Essa alternância contribui para um curso de doença complexo, com prognóstico variado e altos índices de dependência de suporte social e familiar. Os sintomas negativos podem preceder os positivos e persistir de maneira estável, prejudicando a funcionalidade do paciente e sua integração social (Heinrich; Kircher, 2021).

A esquizofrenia exerce um impacto profundo não só sobre o indivíduo, mas também sobre seus familiares, que frequentemente assumem o papel de cuidadores. Essa condição requer uma rede de apoio robusta, pois a dependência do paciente em atividades diárias pode sobrecarregar os cuidadores, causando desgaste emocional e físico. No Brasil, nove em cada dez pacientes com esquizofrenia dependem de familiares para realizar suas atividades cotidianas, o que destaca a necessidade de intervenções que promovam a autonomia e o autocuidado para reduzir a sobrecarga dos cuidadores (Barbosa; Vasconcelos, 2018; Santana; Cavalcanti, 2020).

A esquizofrenia, classificada como um transtorno psicótico, não apresenta uma causa exata ou fator único específico, mas resulta de uma combinação de fatores genéticos e ambientais. Evidências sugerem que os diferentes fenótipos da esquizofrenia surgem a partir de uma interação complexa entre predisposição genética e fatores externos, como estressores sociais e ambientais (Reyes et al., 2021; Haller et al., 2019). Estudos recentes mostram que indivíduos com histórico familiar de esquizofrenia apresentam um risco aumentado para a doença, sugerindo uma base genética importante, embora a exposição a adversidades durante a vida também seja significativa (Patel; Reyes; Kapur, 2020).

A identificação precoce dos sinais e sintomas da esquizofrenia é crucial, pois possibilita uma intervenção clínica que pode reduzir os danos causados pelo transtorno. No entanto, a percepção dos sinais iniciais é complexa e ainda envolve muitas controvérsias diagnósticas. Sinais prodrômicos, ou seja, sinais que precedem o desenvolvimento completo da doença, são uma indicação importante, com sintomas como alterações na cognição e no comportamento social que podem persistir por meses ou anos (Luque-Luque et al., 2018). Esses sintomas, embora mais sutis que os sintomas característicos da esquizofrenia, representam uma fase crítica para a intervenção precoce (Patel; Reyes; Kapur, 2020).

Os sintomas positivos são aqueles que adicionam experiências à vivência do paciente, sendo incomuns em indivíduos saudáveis. Alucinações, predominantemente auditivas e visuais, são comuns, assim como delírios, que frequentemente têm caráter persecutório ou de grandeza. Estudos indicam que esses sintomas são altamente subjetivos e variam conforme a experiência individual, podendo incluir crenças místicas ou paranoia (Luque-Luque et al., 2018; Haller et al., 2019). A incoerência do pensamento e o comportamento desorganizado também são observados, e, em muitos casos, o paciente exibe agitação psicomotora e negligência com a própria higiene (Patel; Reyes; Kapur, 2020).

Os sintomas negativos referem-se a déficits ou ausências de funções normais, como empobrecimento do pensamento, afeto embotado e isolamento social. A anedonia (incapacidade de sentir prazer) e a perda de motivação para atividades diárias também são características comuns e são associadas a um impacto negativo na qualidade de vida e na funcionalidade do paciente (Heiden; Leber; Hafner, 2021; Mantovani et al., 2019). Estes sintomas são de difícil identificação e geralmente persistem ao longo do curso da doença, dificultando a recuperação e a reintegração social do paciente (Reyes et al., 2021).

Os sintomas cognitivos são menos específicos, mas afetam significativamente a capacidade do paciente de realizar tarefas cotidianas. Esses sintomas incluem dificuldades com a atenção, a memória de trabalho e a capacidade de resolver problemas, impactando negativamente o desempenho global (Haller et al., 2019). Estudos demonstram que os déficits cognitivos na esquizofrenia são preditores importantes de desfechos funcionais, e sua identificação precoce pode orientar intervenções terapêuticas mais direcionadas (Patel; Reyes; Kapur, 2020).

Os dois principais sistemas de classificação da esquizofrenia são o Manual Diagnóstico e Estatístico de Transtornos Mentais (DSM-5) e a Classificação Estatística Internacional de Doenças (CID-11). O DSM-5 classifica a esquizofrenia em subtipos (paranoide, desorganizada, catatônica, indiferenciada e residual), embora a validade desses subtipos seja amplamente debatida devido à sobreposição com outros transtornos psicóticos (American Psychiatric Association, 2014). A CID-11, amplamente utilizada no Brasil, adota critérios diagnósticos baseados em sintomas frequentes, como delírios de controle e alucinações persistentes (OMS, 2018).

Diretrizes de Tratamento da Esquizofrenia

A esquizofrenia é um transtorno mental crônico e complexo, frequentemente mal interpretado, o que pode dificultar o diagnóstico precoce e retardar o início de um tratamento adequado. A fase prodrômica, em que ocorrem sintomas iniciais e sutis, é caracterizada por prejuízos nas funções ocupacionais e sociais, como afastamento social, perda de interesse, diminuição da capacidade de ação, mudanças nos hábitos de higiene pessoal e comportamentos incomuns. Esses sinais precoces podem auxiliar na identificação da doença e direcionar uma investigação clínica mais precisa (Oliveira; Martins-de-Souza, 2013).

O tratamento da esquizofrenia tem como objetivos principais a atenuação dos sintomas, a prevenção de recaídas e a melhoria do funcionamento adaptativo do paciente, de modo a promover sua reintegração no contexto familiar e social. As estratégias e metas de tratamento variam conforme a fase e a gravidade da doença, sendo a abordagem frequentemente multidisciplinar. Medicamentos antipsicóticos são a primeira linha de intervenção para reduzir os sintomas positivos, como alucinações e delírios, e têm mostrado eficácia significativa, embora a resposta ao tratamento possa variar entre os indivíduos (Patel *et al.*, 2019; American Psychiatric Association, 2020).

A resposta individual aos antipsicóticos pode variar consideravelmente, exigindo que alguns pacientes experimentem diferentes fármacos até encontrar aquele que melhor controle seus sintomas com menores efeitos colaterais. A continuidade do tratamento é essencial mesmo após a melhora dos sintomas, pois há um risco elevado de recidiva em caso de interrupção da medicação. Durante a fase aguda, que pode durar de semanas a meses, o foco é o controle rápido dos sintomas psicóticos para estabilização do quadro (Haller; Kapur, 2020; Patel; Reyes; Kapur, 2020).

O suporte da família desempenha um papel crucial na prevenção de novas hospitalizações e na promoção da reintegração social. Famílias são orientadas a monitorar o paciente e a informar qualquer efeito adverso aos profissionais de saúde mental. Intervenções psicoterapêuticas que incluem o envolvimento da família têm se mostrado eficazes na redução de recaídas e na promoção de uma adesão mais consistente ao tratamento (Mccarthy-Jones; 2017).

As intervenções psicossociais são fundamentais para abordar problemas psicológicos e sociais relacionados ao transtorno. Essas ações incluem a intervenção familiar, a psicoeducação, o treinamento de habilidades sociais e a terapia ocupacional, e são ainda mais eficazes quando combinadas em programas multimodais. Essas terapias objetivam melhorar as relações interpessoais e a funcionalidade social, além de fortalecer a autonomia do paciente (Pinho; Pereira, 2021).

A psicoeducação visa informar o paciente e sua família sobre a esquizofrenia, seus sintomas e o tratamento, promovendo suporte à recuperação, prevenção de recaídas e uma melhor reabilitação social e profissional. Esses programas variam em formato, duração e local de aplicação, adaptando-se às necessidades de cada caso (Ospina; Martínez-Villalba,

2020). O treinamento de habilidades sociais utiliza técnicas comportamentais para desenvolver aspectos como contato visual, expressão verbal e habilidades práticas, capacitando o paciente a gerenciar melhor seus sintomas e interagir de forma mais eficaz (Pinho; Pereira, 2021).

A terapia ocupacional proporciona atividades significativas e satisfatórias que melhoram a saúde geral e o bem-estar do paciente. Baseada na ciência ocupacional, essa intervenção busca fortalecer a autoestima e promover a inclusão social, possibilitando a integração do paciente em seu ambiente social e comunitário (Chen; Garcia, 2021).

Embora tenha havido avanços no tratamento da esquizofrenia, seu manejo permanece desafiador, devido à complexidade do transtorno e à diversidade de manifestações sintomáticas. Intervenções psicossociais, apoio familiar, psicoeducação e treinamento de habilidades sociais são elementos fundamentais para prevenir recaídas e reduzir as hospitalizações, ao mesmo tempo em que promovem uma adesão ao tratamento de forma contínua e efetiva (Haller; Reyes; Kapur, 2019).

Diagnóstico da Esquizofrenia

O diagnóstico baseia-se exclusivamente na história psiquiátrica e no exame do estado mental. Uma vez que muitos esquizofrênicos apresentam sintomas multiformes, torna-se vital, do ponto de vista do diagnóstico, reconhecer quais são os sintomas primários (aqueles mais fortemente apresentados) e quais os secundários (aqueles sintomas quase não percebíveis). Os sintomas característicos da esquizofrenia podem assim ser agrupados, genericamente, em dois tipos: **positivos** e **negativos** (Carvalho; Almeida, 2022).

Os **sintomas positivos** são os mais floridos e exuberantes, tais como as alucinações (mais frequentemente, as auditivas e visuais, e, menos frequentes, as táteis e olfativas), os delírios (persecutórios, de grandeza, de ciúmes, somáticos, místicos, fantásticos), perturbações da forma e do curso do pensamento (como incoerência, prolixidade, desagregação), comportamento desorganizado, bizarro, agitação psicomotora e mesmo negligência dos cuidados pessoais (Mendes; Ferreira, 2022).

Os **sintomas negativos** são, geralmente, de déficits, ou seja, a pobreza do conteúdo do pensamento e da fala, embotamento ou rigidez afetiva, prejuízo do pragmatismo, incapacidade de sentir emoções, incapacidade de sentir prazer, isolamento social, diminuição de iniciativa e diminuição da vontade interagir-se (Lee; Martins, 2021; Gonçalves; Souza, 2023). Alguns sintomas, embora nem sempre presentes em alguns casos de esquizofrenia, também são de grande valor para o diagnóstico; tais como:

1. Audição dos próprios pensamentos (sob a forma de vozes);
2. Alucinações auditivas que comentam o comportamento do paciente;
3. Alucinações somáticas (por exemplo, visualizar e/ou sentir alguma parte do corpo dissolver-se);
4. Sensação de ter os próprios pensamentos e/ou ações controlados por agentes externos;
5. Irradiação/propagação dos pensamentos para o meio externo (social).

Tentando assim ressaltar a sintomatologia da esquizofrenia, podemos então destacar também como seus principais sintomas os **"delírios"** e as **"alucinações"**, cuja definição apresentamos a seguir:

Delírios: os delírios, sintoma carro-chefe da esquizofrenia, podem ser definidos como "crer em coisas que não condizem com a realidade", o que habitualmente envolve a interpretação falsa de percepções ou experiências vividas. Seu conteúdo pode incluir uma variedade de temas, como por exemplo, a perseguição (delírios persecutórios); também podem ser referenciais, somáticos, religiosos, ou grandiosos. Os delírios persecutórios são os mais comuns. Neles, a pessoa acredita estar sendo atormentada, seguida, enganada, espionada ou ridicularizada. Os delírios de referência também são comuns; neles a pessoa crê que certos gestos, comentários, passagens de livros etc. traduzem fatos da sua vida. Um delírio se apresenta assim como uma ideia vigorosamente mantida apesar de evidências nitidamente contrárias (Oliveira; Santos, 2021).

Os delírios na esquizofrenia podem sugerir ainda uma interpretação falsa da realidade percebida. É o caso, por exemplo, do paciente que sente algo sendo tramado contra ele pelo fato de ver duas pessoas simplesmente conversando. Trata-se, nesse caso, de uma percepção delirante. Dessa forma, a percepção delirante necessita de algum estímulo para ser delirantemente interpretado (nesse caso, duas pessoas conversando). Outras vezes não há necessidade de nenhum estímulo a ser interpretado, como por exemplo, julgar-se deus. Nesse caso trata-se de uma ocorrência delirante. O tipo de delírio mais frequentemente encontrado na esquizofrenia é do tipo paranoide ou de referência, ou seja, com temática de perseguição ou prejuízo no primeiro caso e de que todos se referem ao paciente (rádios, vizinhos, televisão etc.) no segundo caso (Green; Harvey, 2019).

Na esquizofrenia os delírios surgem paulatinamente, sendo percebidos aos poucos pelas pessoas íntimas aos pacientes. Em relação ao delírio de referência, inicialmente os familiares começam a perceber uma certa aversão à televisão, aos vizinhos etc. (Hernandez; Liu, 2019; Alves *et al.*, 2023).

Embora os delírios bizarros sejam considerados especialmente característicos da esquizofrenia, pode ser difícil avaliar o grau de "bizarria", especialmente entre diferentes culturas. Os delírios são considerados bizarros se são claramente implausíveis e incompreensíveis e não derivam de experiências comuns da vida. Um exemplo de delírio bizarro é a crença de uma pessoa de que um estranho retirou seus órgãos internos e os substituiu pelos de outra pessoa, sem deixar quaisquer cicatrizes ou ferimentos. Um exemplo de delírio não-bizarro é a falsa crença de estar sob vigilância policial (Chen; Garcia, 2021).

Os delírios que expressam uma perda de controle sobre a mente ou o corpo (isto é, aqueles incluídos na lista de sintomas de primeira ordem de Schneider) geralmente são considerados bizarros; eles incluem a crença da pessoa de que seus pensamentos foram retirados por alguma força externa (extração de pensamentos), que pensamentos estranhos foram colocados em sua mente (inserção de pensamentos) ou que seu corpo ou ações estão sendo manipulados por alguma força externa (delírios de controle) (Lopes *et al.*, 2020; Jung; Kim, 2022).

Alucinações: as alucinações, outro sintoma típico (mas não exclusivo) da esquizofrenia, podem ser definidas como "interpretações errôneas dos órgãos dos sentidos", podendo ocorrer com qualquer modalidade sensorial, ou seja, podem ser auditivas, visuais, olfativas, gustativas ou táteis. As alucinações auditivas são, de longe, as mais comuns e características da esquizofrenia, sendo geralmente experimentadas como vozes conhecidas ou estranhas, que são percebidas como distintas dos pensamentos da própria pessoa. O conteúdo pode ser bastante variável, embora as vozes pejorativas ou ameaçadoras sejam especialmente comuns. Certos tipos de alucinações auditivas, como por exemplo ouvir duas ou mais vozes conversando entre si ou comentando os pensamentos ou o comportamento da pessoa, têm sido considerados particularmente característicos da esquizofrenia e foram incluídos na lista de sintomas de primeira ordem de Schneider (Gomes; Ferreira, 2022).

As alucinações mais comuns na esquizofrenia são assim as do tipo auditivas em primeiro lugar e visuais em seguida. Conforme diz Schneider,

> [...] de valor diagnóstico extraordinário para o diagnóstico de uma Esquizofrenia são determinadas formas de ouvir vozes: ouvir os próprios pensamentos (pensar alto), vozes na forma de fala e respostas e vozes que acompanham com observações a ação do doente (Zhao; Wang, 2021, p. 87).

Essa sonorização do pensamento, juntamente de alguns outros sintomas que envolvem alucinações auditivas e sensações de ter os próprios pensamentos influenciados por elementos externos, compõem a sintomatologia que Schneider considerou como sendo de primeira ordem (Hernandez; Liu, 2019; Alves *et al.*, 2023).

Um esquizofrênico pode estar ouvindo sua própria voz, dia e noite, sob a forma de comentários e antecipações daquilo que ele faz ou pretende fazer, como por exemplo: "ele vai comer" ou ainda, "o que ele está fazendo agora? Está trocando de roupas". Todas as demais alucinações, auditivas, visuais, táteis, olfativas, gustativas, embora sejam consideradas sintomas acessórios por Bleuler, aparecem na esquizofrenia com frequência bastante significativa. Normalmente as alucinações auditivas são as primeiras a aparecer e as últimas a sumir (Oliveira; Martins-de-Souza; 2013).

Sintomas secundários: dentre o quadro apresentado por um paciente esquizofrênico, é possível agrupar alguns sintomas secundários devido à baixa intensidade com que se manifestam, distribuídos nos seis títulos principais descritos a seguir:

1. Distúrbios do pensamento e da fala: a associação normal de ideias torna-se desconexa, podendo ser difícil ou até impossível acompanhar a conversação de um paciente, que frequentemente é emaranhada e incompleta. O pensamento se torna obscuro, perdendo a estrutura lógica habitual, e ideias irrelevantes podem surgir de forma frequente. Em alguns momentos, o paciente interrompe uma frase e, após um silêncio desconcertante, muda o tópico de maneira abrupta, apresentando o chamado "bloqueio de pensamento" (Mantovani; Reyes; Leber, 2019).

Alguns pacientes relatam que seus pensamentos parecem ser compartilhados e experimentados por outras pessoas (irradiação de pensamento). Em outras ocasiões, o fluxo de pensamentos é tão acelerado que o paciente não consegue se expressar verbalmente (pressão do pensamento), resultando em uma incoerência total de ideias. Na esquizofrenia, o raciocínio tende a se tornar superficial e dominado por conteúdo emocional e fantasioso, em detrimento do pensamento lógico.

Alterações como condensação, deslocamento e simbolização do raciocínio também são comuns. A condensação envolve a mistura de ideias com algum elemento em comum, sem qualquer preocupação lógica. O deslocamento refere-se ao uso de uma ideia associada em lugar da ideia exata, e a simbolização envolve o uso inadequado de símbolos, substituindo o pensamento abstrato pelo concreto. O paciente pode formar neologismos, e a fala torna-se muitas vezes uma "salada de palavras" incompreensível (Mendes; Ferreira, 2022).

2. Distúrbios da emoção: a depressão é comum nos estágios iniciais da esquizofrenia. Podem ocorrer explosões repentinas de pânico, medo ou exaltação, que tendem a diminuir à medida que a doença progride. Na fase avançada, as emoções se tornam embotadas, e a personalidade parece insensível, às vezes até rígida. O isolamento social aumenta à medida que o paciente se afasta dos amigos. Essa frieza emocional e retraimento são comumente observados na primeira entrevista diagnóstica (Ospinia; Martínez-Villalba, 2020).

A incoerência emocional, ou seja, a manifestação de sentimentos inapropriados para com situações cotidianas, também é frequente na esquizofrenia. Um paciente pode, por exemplo, descrever a morte de um familiar próximo com um sorriso. Emoções contraditórias, como amor e ódio, podem coexistir, resultando em um comportamento ambivalente (Oliveira; Santos, 2021).

3. Diminuição da vontade e do impulso: paralelamente ao embotamento afetivo, ocorre perda significativa de força de vontade e ambição. Muitos pacientes se queixam dessa falta de motivação nos estágios iniciais da doença. Um jovem previamente ativo pode começar a passar o dia na cama, ignorando tarefas e responsabilidades. A aparência pessoal torna-se negligenciada, com sujeira e desorganização acumulando-se ao redor (Carvalho; Nunes, 2022).

Em casos extremos, essa perda de vontade pode levar a um estado de obediência automática, em que o paciente obedece a comandos verbais ou imita automaticamente ações e palavras dos outros (ecolalia e ecopraxia). Em outras situações, ocorre o fenômeno de negativismo, onde o paciente desobedece a todos os comandos ou faz exatamente o oposto do que é solicitado (Mendes; Ferreira, 2022).

4. Sinais catatônicos: variam de maneirismos e caretas extravagantes até posturas corporais rígidas e extremas. Uma alteração curiosa ocorre no tônus muscular, com membros mantidos em posições incomuns (flexibilidade cerosa), por períodos prolongados. Essas posturas frequentemente possuem um significado simbólico para o paciente. A imobilidade pode, eventualmente, ser interrompida por episódios de intensa agitação e destrutividade (Zhao; Wang, 2021). A escrita catatônica também reflete a desorganização mental, com a presença de maneirismos, mudanças bruscas de estilo, repetições, criação de neologismos e até de um idioma próprio, o que torna difícil compreender tanto a escrita quanto a fala do paciente (Mendes; Ferreira, 2023).

5. Distúrbio de percepção: a percepção dos pacientes se distorce ao ser dominada por emoções ou ideias específicas. Embora os objetos e eventos sejam reconhecidos, seu significado pode ser profundamente distorcido. Um exemplo é um paciente que interpreta um litro de leite vazio no chão como um sinal de que deve matar alguém. O paciente, muitas vezes, tem dificuldade em distinguir entre ele próprio, o ambiente e as pessoas ao seu redor (Carvalho; Nunes, 2022). Nos estágios iniciais, alguns pacientes relatam sensações de mudança de identidade ou até de gênero. Ideias hipocondríacas frequentemente também surgem nesse quadro clínico (Mantovani; Reyes; Leber, 2019).

6. Sintomas físicos: alguns sintomas físicos podem surgir, como cianose nas extremidades, pele oleosa e irregularidades menstruais em mulheres jovens. A perda de peso é comum na fase aguda da esquizofrenia, embora a inteligência formal, memória e sensações físicas permaneçam preservadas (Gomes; Ferreira, 2022).

TIPOS DE ESQUIZOFRENIA

A esquizofrenia apresenta-se em diversas formas clínicas, tradicionalmente divididas em seis subtipos com base nos sintomas predominantes: paranoide, hebefrênica, catatônica, indiferenciada, residual e simples. Na prática clínica, essa classificação é útil para direcionar o tratamento e para uma previsão mais precisa do prognóstico, considerando as especificidades de cada subtipo (Carvalho; Almeida, 2022).

Esquizofrenia paranoide

A esquizofrenia paranoide é caracterizada principalmente por delírios persecutórios, que envolvem uma forte desconfiança e uma crença de que o indivíduo está sendo alvo de conspirações ou intenções maliciosas de terceiros. Esses delírios são relativamente estáveis e frequentemente acompanhados por alucinações, especialmente auditivas, que podem incluir vozes que insultam ou ameaçam o paciente, sugerindo que pessoas ou entidades planejam prejudicá-lo ou sua família caso não siga certas ordens. Esse subtipo é um dos mais comuns e possui um prognóstico relativamente melhor em comparação com outros subtipos, especialmente se tratado precocemente (Chen; Garcia, 2021).

Esquizofrenia hebefrênica

A esquizofrenia hebefrênica destaca-se pela desorganização do pensamento e comportamento, com ênfase na superficialidade e inadequação do afeto. Nesse subtipo, as ideias delirantes e alucinações são fragmentadas e efêmeras, enquanto o comportamento do paciente é frequentemente irresponsável e imprevisível, exibindo maneirismos e ações sem propósito claro. O discurso tende a ser incoerente, refletindo o pensamento desorganizado. Este tipo de esquizofrenia está geralmente associado a um prognóstico desfavorável, com rápida progressão para um quadro degenerativo que pode levar o paciente a um estado de deterioração progressiva (Zhao; Wang, 2021).

Esquizofrenia catatônica

A esquizofrenia catatônica é caracterizada por perturbações psicomotoras marcantes, que podem variar entre hipercinesia (atividade motora exagerada) e estupor (paralisia psicomotora), bem como entre obediência automática e negativismo extremo. Em alguns casos, o paciente pode adotar posturas rígidas e incomuns por longos períodos, sendo incapaz de alterá-las sem ajuda externa. Comportamentos catatônicos também podem incluir episódios de excitação violenta, muitas vezes acompanhados por alucinações vívidas e intensas. Este subtipo exige intervenção rápida devido à sua gravidade e potencial para evoluir rapidamente (Kim; Johnson; Reid, 2022).

Esquizofrenia indiferenciada

A esquizofrenia indiferenciada é um diagnóstico reservado para pacientes que preenchem os critérios gerais de esquizofrenia, mas não se encaixam especificamente em um dos subtipos descritos acima, ou que apresentam características de múltiplos subtipos sem uma predominância clara de sintomas específicos. Essa categoria permite uma abordagem flexível no tratamento, atendendo às variações dos sintomas apresentados e sua intensidade variável ao longo do tempo (Carvalho; Nunes, 2022).

Esquizofrenia residual

A esquizofrenia residual é um estágio crônico caracterizado pela predominância de sintomas negativos persistentes, como lentidão psicomotora, embotamento afetivo, passividade, falta de iniciativa e um discurso reduzido em conteúdo e quantidade. Pacientes com esse subtipo também podem apresentar desempenho social limitado e deficiências em comunicação não verbal, como expressão facial e contato visual. Esse quadro é comum em indivíduos com anos de evolução da doença, refletindo o impacto prolongado da esquizofrenia sobre o funcionamento social e pessoal (Gomes; Ferreira, 2022).

Esquizofrenia simples

A esquizofrenia simples é caracterizada pelo desenvolvimento insidioso e progressivo de excentricidade no comportamento, isolamento social e redução na capacidade de responder às demandas da sociedade, além de um declínio no desempenho global. Diferente dos demais subtipos, a esquizofrenia simples não apresenta sintomas psicóticos evidentes, como delírios ou alucinações, mas sim sintomas negativos, como embotamento afetivo e perda de motivação, desde os estágios iniciais. É geralmente diagnosticada em pacientes em suas primeiras crises, quando os sintomas psicóticos ainda não são proeminentes (Baker; David, 2020).

Esquizofrenia x psicose puerperal

O termo "psicose puerperal" foi usado no passado para descrever surtos psicóticos que ocorrem em mulheres logo após o parto. Naquela época, as mulheres costumavam casar muito jovens e, em muitos casos, tinham filhos logo no início da vida adulta. Esse contexto específico parecia ser um gatilho para o primeiro surto esquizofrênico, levando à cunhagem do termo "psicose puerperal" referindo-se ao fato de que o surto estava associado ao período pós-parto (Mccarthy-Jones, 2017).

No entanto, compreende-se hoje que esses episódios psicóticos ocorridos após o parto não se tratam de um transtorno separado, mas de manifestações iniciais de esquizofrenia em mulheres predispostas. A esquizofrenia, conforme descrita e classificada nas diretrizes diagnósticas, inclui diferentes formas e momentos de manifestação e o fato do primeiro surto ocorrer em um período de grande estresse físico e emocional, como o pós-parto, não significa que a condição seja diferente. Na realidade, esses sintomas psicóticos podem ser considerados como parte do espectro esquizofrênico (Kendler; McGuire, 2021; American Psychiatric Association, 2014).

CASOS CLÍNICOS, DIAGNÓSTICO E TRATAMENTO

1 – Esquizofrenia paranoide

Relato completo do caso: L. F. S., homem de 23 anos, estudante de engenharia e solteiro, foi levado ao setor de urgência pela polícia após ser encontrado sentado no meio de uma rua movimentada. Questionado sobre seu comportamento, ele afirmou que "as vozes disseram para fazer isso." L. F. S. vive com a mãe e, até recentemente, estava no terceiro ano da graduação, que abandonou devido ao agravamento de seus sintomas. Nos últimos seis meses, o paciente desenvolveu delírios persecutórios e alucinações auditivas que interferem significativamente em sua rotina. L. F. S. acredita que pessoas ao seu redor estão conspirando contra ele e que "não são quem aparentam ser". Essa desconfiança crescente levou-o a se isolar socialmente e a abandonar a universidade. Recentemente, ele relata que as vozes se intensificaram e se tornaram mais frequentes, especialmente após decidir interromper o uso de sua medicação psiquiátrica, acreditando que esta "faz mal". Segundo o paciente, ele escuta vozes que o instruem a "fazer coisas más" e que geralmente se manifestam na forma de duas ou três pessoas que conversam entre si sobre ele. Essas vozes frequentemente trazem mensagens como "as pessoas querem te prejudicar" e "cuidado, estão tramando contra você". L. F. S. também descreve um delírio no qual acredita estar sendo espionado por gangues de traficantes que, segundo ele, grampearam seu celular e monitoram seus passos. O aumento das vozes durante a noite tem prejudicado seu sono, deixando-o em constante estado de vigilância e ansiedade. L. F. S. nega o uso de drogas, álcool ou qualquer outra substância psicoativa e não possui histórico de problemas médicos relevantes. Ele também relata que decidiu interromper a medicação prescrita por acreditar que os efeitos colaterais são prejudiciais.

Análise estruturada do caso – Esquizofrenia paranoide

- **Identificação do paciente**: L. F. S., 23 anos, homem, estudante de engenharia.

- **Queixa principal**: delírios persecutórios, alucinações auditivas e vozes de comando.

- **História da doença atual**: agravamento do quadro nos últimos seis meses, com aumento de desconfiança e isolamento social, associado ao abandono dos estudos.

- **Antecedentes pessoais, familiares e sociais**: o avô do paciente teve diagnóstico de esquizofrenia.

- **Exame psíquico**: paciente desorientado, com humor ansioso e presença de pensamento desorganizado. Juízo crítico comprometido, com insight insatisfatório.

- **Hipótese diagnóstica**: esquizofrenia paranoide.

Plano de cuidados/tratamento:

- **Psicoterapia**: terapia cognitivo-comportamental para auxiliar na reestruturação de crenças paranoides e manejo das alucinações auditivas.

- **Tratamento medicamentoso**: reintrodução de antipsicóticos de segunda geração, como risperidona, para controle dos delírios e alucinações, com suporte ansiolítico se necessário.

- **Intervenções complementares**: terapia ocupacional e técnicas de relaxamento para melhorar o sono e reduzir a ansiedade.

- **Abordagem de serviço social**: orientação à família para suporte e prevenção de comportamentos que reforcem os delírios persecutórios, além de encaminhamento para grupos de apoio.

2 – Esquizofrenia hebefrênica

Relato completo do caso: E. F. G., mulher de 22 anos, estudante universitária, foi levada para atendimento psiquiátrico pelo pai, que relatou uma mudança significativa em seu comportamento e estado emocional nos últimos meses. Segundo o relato familiar, E. F. G. passou a demonstrar comportamentos erráticos e inapropriados, alternando entre momentos de euforia desmedida e períodos de isolamento completo. Ela foi vista várias vezes rindo e falando sozinha, sem motivo aparente, e demonstrou um comportamento infantil e desorganizado em público. Frequentemente, suas ações incluíam gestos extravagantes e maneirismos, como fazer caretas, saltitar em momentos inapropriados e agir de forma teatral ao conversar com conhecidos. Além dessas alterações comportamentais, E. F. G. começou a manifestar pensamentos desconexos e um discurso incoerente, com falas que não seguiam uma linha lógica. Em várias ocasiões, ela abandonou tarefas que estava realizando abruptamente, se distraindo com objetos ou se detendo em atividades triviais, como mexer nos cabelos ou tocar repetidamente em sua face. Houve também um descuido com sua higiene pessoal e aparência, o que contrastava com seus hábitos anteriores. Acadêmicos e familiares relataram que a paciente exibia ideias delirantes fragmentadas, sem uma linha clara, e, quando questionada sobre suas ações, respondia de forma vaga e desconexa, evidenciando dificuldade em articular pensamentos coerentes. O quadro se intensificou ao longo de cinco meses, durante os quais E. F. G. se afastou da faculdade, interrompeu o convívio social e passou a permanecer em casa, frequentemente isolada em seu quarto. A paciente demonstrava pouco interesse por atividades ou contatos interpessoais e apresentava um humor superficial, respondendo de maneira inapropriada às interações, o que incluía risadas sem motivo em momentos sérios e ausência de reações emocionais adequadas. Foi levada por familiares a uma consulta com um neurologista após a percepção de comportamentos e sinais de comprometimento cognitivo e emocional progressivos nos últimos oito meses. A paciente apresentava episódios de confusão mental, diminuição da capacidade de organização e planejamento e uma postura cada vez mais apática e desinteressada em relação ao trabalho e às atividades sociais. Além disso, familiares relataram que E. F. G. parecia estar perdendo a capacidade de se comunicar de maneira clara e objetiva, apresentando um discurso muitas vezes incoerente e desconexo, alternando entre momentos de euforia e indiferença. Com o objetivo de investigar a possibilidade de uma condição neurológica, foram realizados exames extensivos, incluindo tomografia computadorizada e eletroencefalograma, para descartar patologias como aneurisma ou demências precoces. Todos os exames de imagem e análises neurológicas revelaram-se normais, descartando a hipótese de qualquer condição neurológica ou neurodegenerativa. Após uma avaliação psiquiátrica e o acompanhamento da evolução dos sintomas, o diagnóstico de esquizofrenia hebefrênica foi estabelecido. Esta forma de esquizofrenia é caracterizada por um declínio funcional que, em muitos aspectos, pode lembrar doenças neurodegenerativas devido ao prejuízo progressivo nas funções cognitivas e na capacidade de interação social.

Análise estruturada do caso – Esquizofrenia hebefrênica

- **Identificação do paciente**: E. F. G., 22 anos, mulher, estudante universitária, solteira.

- **Queixa principal**: comportamento desorganizado e inadequado, distúrbios afetivos e discurso incoerente, alternância entre euforia e retraimento e descuido com a higiene pessoal.

- **História da doença atual**: os sintomas hebefrênicos surgiram há aproximadamente oito meses, com uma intensificação progressiva. Desde então, E. F. G. abandonou suas atividades acadêmicas e sociais, mantendo-se isolada. Ela apresenta um comportamento infantilizado, gestos e maneirismos inapropriados e riso imotivado. Há um declínio na sua capacidade de organizar pensamentos e nas interações sociais, que se tornaram descontextualizadas e incoerentes.

- **Antecedentes pessoais, familiares e sociais**: histórico familiar de um tio com esquizofrenia; parentes próximos apresentaram diagnósticos de ansiedade e depressão. Antes do início dos sintomas, a paciente era considerada uma estudante aplicada e socialmente ativa. A mudança em seu comportamento causou grande impacto na dinâmica familiar, principalmente devido ao isolamento e à falta de interesse da paciente por suas relações interpessoais e acadêmicas.

- **Exame psíquico**: durante a avaliação, E. F. G. apresentou-se com uma expressão infantil e riso inadequado, alternando entre expressões de euforia e falta de resposta emocional. Seu discurso era incoerente, evidenciando pensamento fragmentado e desorganizado. Quando questionada, dava respostas desconexas e, por vezes, sem relação direta com o tema abordado. Exibia um descuido significativo com a higiene e mantinha maneirismos e caretas. O insight da paciente era insatisfatório e o juízo crítico, prejudicado.

- **Hipótese diagnóstica**: esquizofrenia hebefrênica.

Plano de cuidados/tratamento:

- **Psicoterapia**: terapia cognitivo-comportamental focada no desenvolvimento de habilidades sociais e organização do pensamento. A intervenção visa reduzir comportamentos desorganizados e promover a reintegração social.

- **Tratamento medicamentoso**: antipsicóticos de segunda geração, como a olanzapina, para manejo dos sintomas desorganizados e controle do comportamento inapropriado. O uso de estabilizadores de humor também pode ser considerado, dependendo da evolução do quadro.

- **Intervenções complementares:** terapia ocupacional para promover rotinas e atividades estruturadas para ajudar a reduzir o nível de dispersão e melhorar a atenção ao momento presente.

- **Abordagem de serviço social:** orientação à família sobre a condição da paciente e instruções para manejo do comportamento desorganizado em casa. Encaminhamento para grupos de apoio, se disponíveis, e acompanhamento para reintegração gradual ao ambiente acadêmico e social.

3 – Esquizofrenia catatônica

Relato completo do caso: J. M. S., homem de 34 anos, trabalhador rural e retirante, foi localizado pelo proprietário da fazenda onde trabalhava após estar ausente de suas atividades por vários dias. Preocupado com a falta de J. M. S., o fazendeiro, acompanhado de outro funcionário, dirigiu-se à casa do trabalhador, que estava nas dependências da fazenda. Ao entrar na residência, encontraram J. M. S. deitado na cama, imóvel, com um olhar perplexo e ausente. O paciente apresentava sinais de abandono pessoal, incluindo sujidade, pois havia defecado e urinado na própria roupa, e não respondia a estímulos verbais ou visuais. Preocupado com o estado do funcionário, o proprietário o transportou imediatamente para a unidade de pronto atendimento mais próxima. Durante o atendimento inicial, foram realizados diversos exames complementares, incluindo tomografia computadorizada de crânio, eletroencefalograma e outros exames neurológicos, para excluir a possibilidade de um acidente vascular cerebral, aneurisma cerebral ou qualquer outra condição neurológica. Os resultados dos exames indicaram a ausência de tumores, isquemia cerebral ou outras anormalidades, com todas as funções cerebrais preservadas. Diante da exclusão de condições clínicas e neurológicas, J. M. S. foi encaminhado para uma consulta psiquiátrica. Após uma avaliação psiquiátrica detalhada, o diagnóstico de esquizofrenia catatônica foi estabelecido. Devido ao estado de desnutrição e desidratação severa, o paciente foi hospitalizado para receber cuidados intensivos. Foi inserida uma sonda nasoenteral para administração de dieta e ele precisou utilizar fraldas devido à incontinência e falta de mobilidade. Observou-se que o paciente permanecia em posições rígidas e bizarras; ao levantar seu braço, por exemplo, ele o mantinha erguido, sem mover, exibindo um dos sintomas típicos de catatonia, conhecido como "flexibilidade cérea". Durante as primeiras semanas de internação, foi iniciado tratamento com antipsicóticos adequados para o manejo da catatonia, mas a resposta inicial foi lenta e limitada. Contudo, após aproximadamente seis semanas de tratamento e cuidado intensivo, J. M. S. começou a mostrar sinais de melhora gradual. De forma repentina, ele começou a recuperar suas funções motoras e a estabelecer contato verbal, voltando gradualmente a interagir socialmente. Conforme sua condição foi estabilizando, ele passou a relatar delírios, acreditando que estava sendo observado, destacando a necessidade de continuidade no tratamento psiquiátrico para manejo dos sintomas residuais e prevenção de recaídas.

Análise estruturada do caso – Esquizofrenia catatônica

- **Identificação do paciente**: J. M. S., 34 anos, homem, trabalhador rural, solteiro, retirante.

- **Queixa principal**: imobilidade, abandono de cuidados, mutismo e ausência de respostas a estímulos.

- **História da doença atual**: J. M. S. foi encontrado em sua casa, nas dependências da fazenda onde trabalhava, após faltar ao trabalho por vários dias. Ele apresentava-se imóvel na cama, com olhar perplexo, sem responder a estímulos e em condições de higiene pessoal precárias, incluindo sujidade corporal e incontinência. Após a exclusão de condições neurológicas, foi realizado diagnóstico psiquiátrico de esquizofrenia catatônica. Durante a hospitalização, o paciente mostrou rigidez postural, além de sinais de catatonia, como a "flexibilidade cérea". Depois de seis semanas de tratamento, iniciou-se uma recuperação gradual, com a retomada da fala, interação social e delírios.

- **Antecedentes pessoais, familiares e sociais**: não há registros de transtornos psiquiátricos prévios. Vindo de uma família com histórico de dificuldades socioeconômicas, ele havia migrado para a fazenda em busca de trabalho. Aparentemente, ele possui um histórico de relações sociais limitadas e isoladas, mãe com diagnóstico de esquizofrenia e pai com problema de alcoolismo, que suicidou-se.

- **Exame psíquico:** J. M. S. apresenta-se com mutismo, imobilidade e rigidez, permanecendo em posições incomuns e mantendo-as por períodos prolongados, o que sugere catatonia. Demonstrou ausência de responsividade inicial e incapacidade de interação social. Após recuperação parcial, surgiram delírios, acreditando estar sendo observado.

- **Hipótese diagnóstica:** esquizofrenia catatônica.

Plano de cuidados/tratamento:

- **Psicoterapia:** intervenções de terapia cognitivo-comportamental adaptada para psicoses e trabalho gradual na reestruturação de pensamento e manejo dos sintomas persecutórios. Inicialmente, a TCC será focada em estimular a responsividade e a mobilidade, além de oferecer suporte na compreensão e gestão de suas crenças delirantes.

- **Tratamento medicamentoso:** uso de antipsicóticos de segunda geração, como olanzapina ou risperidona, além de benzodiazepínicos de curta ação para manejo inicial da catatonia.

- **Intervenções Complementares:** terapia ocupacional para promover estímulos cognitivos e motores, auxiliando na reintegração gradual às atividades da vida diária e no desenvolvimento de habilidades funcionais.

- **Abordagem de serviço social:** apoio à família e orientações aos colegas de trabalho sobre a condição psiquiátrica de J. M. S., incluindo educação sobre esquizofrenia catatônica e a necessidade de continuidade no tratamento e suporte social para prevenção de recaídas. Acompanhamento do paciente e facilitação do acesso a grupos de apoio para o manejo das relações interpessoais e para sua integração social.

4 – Esquizofrenia indiferenciada

Relato completo do caso: V. R. F., homem de 24 anos, auxiliar de escritório, solteiro e morador de uma pequena cidade no interior, foi levado por sua mãe ao atendimento psiquiátrico devido a mudanças comportamentais, crises de desconfiança e episódios de isolamento intenso ao longo dos últimos dez meses. Antes do início dos sintomas, V. R. F. era conhecido por ser uma pessoa tranquila, reservada, mas que mantinha boas relações familiares e era bem adaptado ao ambiente de trabalho. Com o tempo, no entanto, ele começou a exibir uma série de comportamentos que variavam sinais e sintomas dificultando a determinação de um diagnóstico específico. Nos primeiros meses, V. R. F. começou a desenvolver desconfiança em relação aos colegas de trabalho e vizinhos, acreditando que havia uma conspiração contra ele. Ele passou a afirmar que as pessoas o observavam constantemente e que havia câmeras escondidas no escritório e na sua casa. Essas ideias paranoides geraram um estado de vigilância contínua; ele começou a cobrir as janelas, evitar falar ao telefone e até parou de sair para as atividades diárias, acreditando que todos ao redor estavam "tramando algo" contra ele. Nesses momentos, V. R. F. se mostrava extremamente agitado, com um comportamento que indicava um quadro semelhante à esquizofrenia paranoide. No entanto, após algumas semanas, o quadro de V. R. F. se transformou drasticamente, e ele passou a exibir comportamentos catatônicos. Em um desses episódios, a família o encontrou imóvel em uma posição rígida e aparentemente desconectado da realidade ao seu redor. Ele se sentava em uma postura fixa, com o olhar perdido e as mãos enrijecidas em uma posição estática, sem responder a estímulos verbais ou táteis. Durante esses episódios, V. R. F. podia ficar horas sem se mover, permanecendo na mesma posição até ser ajudado a se levantar. Em uma ocasião, ele foi encontrado com o braço erguido e o manteve assim por horas, mesmo sem que houvesse qualquer motivo aparente, o que indicava a presença de flexibilidade cérea, um sintoma típico da catatonia. Conforme o quadro evoluiu, em outros momentos V. R. F. começou a apresentar comportamentos desorganizados, lembrando o tipo hebefrênico de esquizofrenia. Ele passava do riso à apatia em poucos segundos, exibia expressões faciais inadequadas ao contexto e apresentava um discurso incoerente e desconexo. Durante essas fases, falava de maneira ilógica e fragmentada, mudando rapidamente de assunto e fazendo afirmações sem nexo. Em um momento, ele poderia estar sorrindo enquanto descrevia eventos traumáticos ou angustiantes de sua vida, para, em seguida, cair em um estado de total indiferença e introspecção. Esses sintomas, que oscilavam entre quadros paranoides, catatônicos e hebefrênicos, causaram grande preocupação em seus familiares e dificultaram o estabelecimento de um diagnóstico definitivo. Diante da alternância constante dos sinais e sintomas, foram realizados exames complementares, incluindo tomografia computadorizada e ressonância magnética, para descartar possíveis causas neurológicas, como doenças neurodegenerativas, tumores ou lesões cerebrais. Todos os exames foram normais, indicando que o quadro era de origem psiquiátrica.

Análise estruturada do caso - Esquizofrenia indiferenciada

- **Identificação do paciente**: V. R. F., 31 anos, homem, auxiliar de escritório, solteiro.

- **Queixa principal**: alternância de sintomas de diferentes subtipos de esquizofrenia, como delírios persecutórios, episódios de catatonia e comportamentos desorganizados.

- **História da doença atual**: o quadro iniciou-se há cerca de dez meses com desconfiança e vigilância em relação a colegas de trabalho e vizinhos. Posteriormente, o paciente apresentou períodos de imobilidade rígida, sem resposta a estímulos, seguidos por episódios de desorganização do pensamento e comportamento, com variações frequentes entre essas manifestações.

- **Antecedentes pessoais, familiares e sociais**: tio paterno com histórico de esquizofrenia. V. R. F. sempre foi uma pessoa reservada, mas socialmente adaptada, sem antecedentes de alterações comportamentais significativas até o início do quadro atual.

- **Exame psíquico**: durante a avaliação, V. R. F. alternava entre desconfiança excessiva e agitação, postura rígida e mutismo e um discurso desorganizado com expressões emocionais inadequadas. Exibia pobre insight sobre sua condição, demonstrando pouca compreensão sobre o impacto de seus sintomas em sua vida cotidiana.

- **Hipótese diagnóstica**: esquizofrenia indiferenciada, dada a variabilidade dos sintomas que não se encaixam em um único subtipo de esquizofrenia.

Plano de cuidados/tratamento:

- **Psicoterapia**: terapia cognitivo-comportamental com foco no manejo das ideias paranoides e reestruturação cognitiva, além de suporte psicoeducacional para ajudar o paciente a compreender sua condição.

- **Tratamento medicamentoso**: antipsicóticos de segunda geração, como olanzapina, para controlar os sintomas psicóticos, associados a benzodiazepínicos de curta duração em crises catatônicas.

- **Intervenções complementares**: terapia ocupacional para promover a reintegração nas atividades diárias e ocupacionais, além de arteterapia para facilitar a expressão emocional e ajudar no processamento das emoções.

- **Abordagem de serviço social**: orientação e suporte à família para compreender as flutuações de comportamento e desenvolver estratégias para lidar com o quadro, além de encaminhamento a grupos de apoio comunitários para ampliar a rede de suporte social.

5 – Esquizofrenia residual

Relato completo do caso: J. L. P., homem de 42 anos, ex-trabalhador da construção civil, solteiro e residente em uma área urbana de periferia, foi trazido ao serviço psiquiátrico pela irmã devido a um quadro de apatia e isolamento social cada vez mais intenso nos últimos anos. O paciente possui um histórico de esquizofrenia, diagnosticada aos 27 anos, quando apresentava sintomas de alucinações auditivas e delírios persecutórios que levaram à sua primeira hospitalização. Após vários anos de tratamento com antipsicóticos, os sintomas positivos diminuíram, mas, nos últimos anos, J. L. P. passou a apresentar um padrão crônico de sintomas caracterizados pela lentidão psicomotora, embotamento afetivo e falta de iniciativa. Nos últimos três anos, J. L. P. exibe um comportamento marcadamente passivo, passa a maior parte do tempo em casa, sentado ou deitado, sem interagir com familiares ou vizinhos. Ele raramente inicia qualquer atividade, demonstrando uma profunda falta de motivação para realizar até mesmo tarefas básicas de autocuidado, como tomar banho ou trocar de roupa. A fala do paciente tornou-se limitada, com respostas monossilábicas e escasso conteúdo verbal, mesmo quando estimulado a participar de conversas. Quando fala, ele o faz em tom de voz baixo e sem variação emocional, refletindo um embotamento afetivo evidente. A irmã do paciente relatou que J. L. P. evita o contato e apresenta poucas expressões faciais, parecendo "indiferente" à sua própria condição e ao ambiente ao seu redor. Nos últimos meses, ele demonstrou uma resistência cada vez maior a participar de atividades familiares e eventos sociais, mesmo que isso signifique apenas estar presente no mesmo ambiente. A ausência de iniciativa também se reflete na dificuldade para realizar tarefas domésticas ou buscar atividades ocupacionais. J. L. P. também mostra uma evidente deficiência na comunicação não verbal, mantendo-se imóvel, sem gesticular, e com uma expressão facial inexpressiva, que contribui para o afastamento progressivo dos contatos sociais. A irmã relata que J. L. P. é tabagista, fuma um maço de cigarro por dia e é diabético; faz uso regular de insulina duas vezes ao dia, aplicada pela irmã.

Análise estruturada do caso – Esquizofrenia residual

- **Identificação do paciente**: J. L. P., 42 anos, homem, ex-trabalhador da construção civil, solteiro.

- **Queixa principal**: isolamento social intenso, embotamento afetivo e lentidão psicomotora, acompanhados de discurso reduzido em conteúdo e quantidade.

- **História da doença atual**: o quadro atual de sintomas negativos persistentes vem se intensificando ao longo dos últimos três anos. Após uma história inicial de sintomas psicóticos positivos, J. L. P. agora apresenta sintomas residuais típicos da esquizofrenia, como apatia, falta de iniciativa e interação social limitada.

- **Antecedentes pessoais, familiares e sociais**: trabalhou por muitos anos na construção civil, mas precisou abandonar as atividades devido ao agravamento do quadro. Sua família, especialmente a irmã, presta o suporte necessário para garantir as necessidades básicas do paciente. Avó e pai esquizofrênicos, faleceram em decorrência de suicídio. Mãe morreu em decorrência de câncer de mama. Irmã relata também ser diabética, como o paciente.

- **Exame psíquico**: apresenta-se com lentidão psicomotora e respostas monossilábicas, demonstrando embotamento afetivo. Pouca ou nenhuma iniciativa de comunicação, contato visual reduzido e expressão facial inexpressiva. A avaliação de insight é limitada e o juízo crítico sobre sua condição é insuficiente.

- **Hipótese diagnóstica**: esquizofrenia residual, caracterizada pela predominância de sintomas negativos persistentes.

Plano de cuidados/tratamento:

- **Psicoterapia**: terapia cognitivo-comportamental com foco no desenvolvimento de habilidades sociais e reativação de atividades, incentivando a motivação e a participação gradual em atividades de autocuidado e interação social.

- **Tratamento medicamentoso**: antipsicóticos de manutenção, em baixa dosagem, e, se necessário, antidepressivos para ajudar a atenuar sintomas de apatia e falta de iniciativa.

- **Intervenções complementares**: terapia ocupacional para estimular a participação em atividades estruturadas que incentivem a autonomia. Atividades físicas leves para melhorar a condição psicomotora e socialização assistida para facilitar reintegração social.

- **Abordagem de serviço social**: orientação familiar para que compreendam as limitações do quadro residual e adaptação do ambiente para que facilite o engajamento do paciente em atividades simples, evitando isolamento total. Encaminhamento para grupos de apoio comunitários e reforço do suporte social.

6 – Esquizofrenia simples

Relato completo do caso: M. C. S., homem de 24 anos, estudante de história, solteiro e residente com a família em uma área urbana, foi levado ao atendimento psiquiátrico por sua mãe, preocupada com o comportamento cada vez mais recluso e apático do filho nos últimos dois anos. O paciente, descrito anteriormente como alguém envolvido nas atividades acadêmicas e sociais, passou a apresentar um padrão de isolamento progressivo, evitando interações sociais e negligenciando os estudos. Aos poucos, abandonou completamente a universidade e cortou contato com colegas e amigos, preferindo passar o tempo sozinho em seu quarto, sem demonstrar interesse em atividades antes prazerosas ou necessárias. A família relata que, embora ele nunca tenha apresentado episódios de alucinações ou delírios, M. C. S. começou a exibir um comportamento cada vez mais excêntrico e indiferente. A motivação para realizar atividades de autocuidado também diminuiu de forma notável; ele raramente tomava banho, negligenciava sua higiene pessoal e, muitas vezes, permanecia dias com a mesma roupa. Ao ser questionado sobre seu futuro ou planos, M. C. S. respondia de forma vaga, demonstrando uma profunda falta de objetivos ou de iniciativa. O embotamento afetivo de M. C. S. também era evidente nas interações familiares; ele raramente expressava emoções, mantendo uma expressão inalterada e distante, mesmo em situações que normalmente gerariam reações emocionais. A mãe observou que o filho parece "não se importar com nada" e que suas respostas são geralmente monossilábicas e desprovidas de afeto. Embora a família tenha tentado incentivá-lo a buscar emprego ou retomar os estudos, ele mostrou-se completamente desinteressado e indiferente a essas sugestões, demonstrando uma incapacidade de reagir às demandas sociais e às expectativas familiares.

Análise estruturada do caso – Esquizofrenia simples

- **Identificação do paciente**: M. C. S., 24 anos, homem, estudante de história, solteiro.

- **Queixa principal:** isolamento social, falta de motivação, embotamento afetivo e declínio progressivo no desempenho acadêmico e social.

- **História da doença atual:** os sintomas iniciaram de forma insidiosa há cerca de dois anos, com um padrão de retraimento social e comportamento excêntrico, além de apatia e desmotivação. Não há histórico de delírios ou alucinações.

- **Antecedentes pessoais, familiares e sociais:** pai com diagnóstico de esquizofrenia, faleceu em acidente automobilístico há cinco anos. A família, preocupada com o isolamento crescente e o desinteresse, buscou apoio para compreender e manejar o quadro do paciente.

- **Exame psíquico:** o paciente apresenta-se com expressão facial inexpressiva e pouco contato visual. Não há sintomas evidentes como delírios ou alucinações, mas há embotamento afetivo, discurso reduzido e resposta limitada a estímulos emocionais e sociais. Pensamento sem conteúdo persecutório ou fantástico, mas com padrão de desinteresse generalizado.

- **Hipótese diagnóstica:** esquizofrenia simples, caracterizada pela predominância de sintomas negativos sem delírios e alucinações.

Plano de cuidados/tratamento:

- **Psicoterapia:** terapia cognitivo-comportamental com foco no desenvolvimento de habilidades sociais e na reativação de atividades diárias para estimular o interesse e promover maior envolvimento social.

- **Tratamento medicamentoso:** baixa dosagem de antipsicóticos atípicos para manejo de sintomas negativos e, se necessário, antidepressivos para ajudar a melhorar a apatia.

- **Intervenções complementares:** terapia ocupacional para reintegração em atividades estruturadas e estimulação de rotinas diárias, além de exercícios físicos para ajudar na melhora psicomotora e no bem-estar geral.

- **Abordagem de serviço social**: orientação para os familiares sobre o quadro clínico, apoio para lidar com o comportamento apático e encaminhamento a grupos de apoio, caso estejam disponíveis, para suporte contínuo no manejo da esquizofrenia simples.

7 – Esquizofrenia (psicose puerperal)

Relato completo do caso: K. V. F., mulher de 25 anos, professora, casada há dois anos, procurou atendimento psiquiátrico acompanhada do esposo, que relatou a à equipe de triagem da unidade de saúde que K. V. F. vinha experimentando sintomas intensos e incomuns desde o nascimento do primeiro filho, há 14 dias. Ao ser atendida pela enfermeira, a paciente não conseguia relatar o que estava acontecendo, mantendo-se desinteressada, cabisbaixa e com um olhar "vazio" e distante. O esposo explicou que a gravidez foi tranquila, sem complicações, e o casal aguardava ansiosamente a chegada do bebê. No entanto, logo após o parto, a paciente começou a exibir comportamentos estranhos. Segundo o marido, K. V. F. passou a afirmar que precisava "amarrar a boca do bebê" para evitar que seu choro "irritasse os mortos". A partir desse momento, ela parou de dormir à noite, relatando visões de "almas" que seu filho teria perturbado. No dia do atendimento, o marido encontrou o bebê sujo e com fome sobre o trocador, enquanto K. V. F. estava em um canto da sala, rezando e alheia ao choro do filho. Quando ele tentou se aproximar para cuidar do bebê, ela reagiu agressivamente, impedindo-o de pegar a criança e apresentando um comportamento hostil e confuso.

Análise estruturada do caso – esquizofrenia

- **Identificação do paciente**: K. V. F., 25 anos, professora, casada, mãe de um bebê de duas semanas.

- **Queixa principal**: alterações de comportamento e pensamento após o parto, incluindo agressividade, delírios de natureza espiritual e desconexão com a realidade.

- **História da doença atual:** os sintomas iniciaram de forma aguda após o nascimento do bebê, caracterizados por comportamentos irracionais, delírios sobre evitar que o choro "irritasse almas" e necessidade de "silenciar" o bebê. A paciente também apresenta insônia, alucinações visuais ("visões de almas") e comportamentos de isolamento.

- **Antecedentes pessoais, familiares e sociais:** histórico de tratamento psicológico na adolescência em decorrência de quadro de isolamento social e agressividade. Tia materna com diagnóstico de esquizofrenia. A paciente vinha de uma gravidez saudável e era considerada emocionalmente estável até o parto.

- **Exame psíquico:** a paciente apresenta-se com olhar vazio, desinteressada e apática. Não consegue relatar sua condição e mostra-se desorganizada em sua fala e comportamento. Observam-se delírios de conteúdo espiritual e paranoide, além de comportamento agressivo quando o marido tenta intervir.

- **Hipótese diagnóstica:** esquizofrenia paranoide, desencadeada no período pós-parto.

Plano de cuidados/tratamento:

- **Psicoterapia:** terapia cognitivo-comportamental (TCC) focada na reestruturação de pensamentos delirantes e apoio no manejo do estresse pós-parto. O acompanhamento também visa promover um vínculo saudável entre mãe e bebê, quando a paciente estiver estabilizada.

- **Tratamento medicamentoso:** antipsicóticos de segunda geração, como a olanzapina, para controle dos sintomas psicóticos, em combinação com um estabilizador de humor para reduzir a intensidade dos sintomas afetivos e prevenir recaídas.

- **Intervenções complementares:** sessões de terapia ocupacional para desenvolver uma rotina diária e atividades de autocuidado, promovendo uma reconexão gradual com a maternidade e com a realidade.

- **Abordagem de serviço social**: suporte à família, especialmente ao marido, orientando sobre a esquizofrenia e o manejo do comportamento da paciente. Encaminhamento para grupos de apoio para familiares de pessoas com transtornos psicóticos, visando promover a rede de suporte e facilitar o entendimento do quadro clínico da paciente.

REFERÊNCIAS

AMERICAN PSYCHIATRIC ASSOCIATION. Manual **Diagnóstico e Estatístico de Transtornos Mentais** – DSM-5. Washington, DC: American Psychiatric Publishing, 2014.

BAKER, S. C.; DAVID, A. S. Psychotic Symptoms and Organic Brain Disorders. **British Journal of Psychiatry**, Londres, v. 212, n. 5, p. 450-461, 2020.

BARBOSA, M.; VASCONCELOS, L. A sobrecarga dos cuidadores de pacientes com esquizofrenia. **Revista Brasileira de Saúde Mental**, São Paulo, v. 15, n. 2, p. 98-113, 2018.

CARVALHO, A.; ALMEIDA, J. Subtipos da esquizofrenia e suas implicações clínicas. **Revista de Neuropsiquiatria**, Belo Horizonte, v. 27, n. 4, p. 132-147, 2022.

CARVALHO, M.; NUNES, F. Distúrbios perceptivos na esquizofrenia. **Revista de Psicologia Clínica**, São Paulo, v. 20, n. 3, p. 188-204, 2022.

CHEN, R.; GARCIA, T. Avaliação de delírios e percepções irreais. **Revista Brasileira de Psiquiatria**, Rio de Janeiro, v. 31, n. 4, p. 245-260, 2021.

FIOCRUZ. **Relatório sobre Condições Crônicas e Neurodegenerativas**. Rio de Janeiro: Oswaldo Cruz, 2020.

GOMES, P.; FERREIRA, A. Alterações neurobiológicas na esquizofrenia. **Revista de Psiquiatria Clínica**, Brasília, v. 29, n. 2, p. 112-129, 2022.

GREEN, M.; HARVEY, P. Impacto funcional da esquizofrenia: desafios no tratamento. **Journal of Psychiatric Research**, Nova Iorque, v. 54, n. 6, p. 412-428, 2019.

HAFNER, H.; ANGERMEYER, M. Pathophysiology of Delirium and Cognitive Disorders. **European Archives of Psychiatry and Clinical Neuroscience**, Berlim, v. 19, n. 1, p. 67-82, 2019.

HALLER, L.; KAPUR, S. Esquizofrenia e os desafios terapêuticos modernos. **Psychiatric Studies Review**, Londres, v. 38, n. 4, p. 233-247, 2020.

HALLER, P.; REYES, A.; KAPUR, S. The genetic basis of schizophrenia. **Neuropsychiatric Genetics Journal**, Nova York, v. 22, n. 3, p. 99-114, 2019.

HEIDEN, W.; LEBER, T.; HAFNER, H. Os sintomas negativos da esquizofrenia. **Journal of Clinical Psychiatry**, Washington, DC, v. 49, n. 1, p. 56-72, 2021.

HEINRICH, R.; KIRCHER, T. Alternância de sintomas na esquizofrenia. **Journal of Psychiatry and Neurology**, Berlim, v. 42, n. 2, p. 122-136, 2021.

HERNANDEZ, J.; LIU, X. Percepção delirante na esquizofrenia. **Revista Brasileira de Psicopatologia**, São Paulo, v. 18, n. 3, p. 233-250, 2019.

JUNG, S.; KIM, J. Aspectos neuroquímicos da esquizofrenia. **Neuroscience Journal**, Seul, v. 28, n. 2, p. 67-81, 2022.

KENDLER, K.; MCGUIRE, P. Understanding schizophrenia in a broader perspective. **Psychological Medicine**, Londres, v. 51, n. 6, p. 312-329, 2021.

KIM, J.; PARK, S. Alucinações auditivas e delirantes em esquizofrênicos. **American Journal of Geriatric Psychiatry**, Nova Iorque, v. 29, n. 4, p. 210-225, 2021.

KIM, T.; JOHNSON, L.; REID, S. Neurocognitive implications of schizophrenia. **Geriatric Psychiatry Journal**, Londres, v. 36, n. 3, p. 312-329, 2022.

LUQUE-LUQUE, L.; VILAGRA-RUIZ, G.; BARRANTES-VIDAL, N. Early symptoms in schizophrenia: prodomal signs. **Journal of Mental Health Studies**, Madri, v. 45, n. 2, p. 157-172, 2018.

MANTOVANI, A.; REYES, T.; LEBER, T. Tratamento da esquizofrenia e impacto funcional. **Revista Brasileira de Psiquiatria Clínica**, São Paulo, v. 30, n. 5, p. 211-227, 2019.

MCCARTHY-JONES, S. A história da esquizofrenia na psiquiatria. **Journal of Psychiatry and History**, Londres, v. 23, n. 2, p. 78-92, 2017.

MENDES, R.; FERREIRA, J. Psicoeducação e a funcionalidade na esquizofrenia. **Journal of Psychiatry and Mental Health**, Brasília, v. 37, n. 1, p. 45-59, 2022.

MENDES, R.; FERREIRA, J.; SOUZA, V. Diagnóstico e critérios de primeira ordem na esquizofrenia. **Revista Brasileira de Psicologia Médica**, Rio de Janeiro, v. 41, n. 3, p. 122-138, 2023.

OLIVEIRA, A.; MARTINS-DE-SOUZA, D. Perspectivas modernas no tratamento da esquizofrenia. **Revista de Neuropsiquiatria Clínica**, Belo Horizonte, v. 25, n. 4, p. 200-217, 2013.

OLIVEIRA, L.; SANTOS, A. Sintomatologia negativa na esquizofrenia. **Revista Brasileira de Saúde Mental**, São Paulo, v. 28, n. 5, p. 172-188, 2021.

ORGANIZAÇÃO MUNDIAL DA SAÚDE. **Classificação Estatística Internacional de Doenças (CID-11)**. Genebra: Organização Mundial da Saúde, 2018.

OSPINIA, R.; MARTÍNEZ-VILLALBA, C. Psicoeducação na esquizofrenia. **Psychological Reports Journal**, Bogotá, v. 52, n. 2, p. 145-160, 2020.

PATEL, R.; REYES, A.; KAPUR, S. Diagnóstico diferencial na esquizofrenia. **Journal of Clinical Neuroscience**, Washington, DC, v. 47, n. 4, p. 189-204, 2020.

PINHO, T.; PEREIRA, M. Intervenções psicossociais na esquizofrenia. **Revista Brasileira de Psicoterapia**, São Paulo, v. 29, n. 3, p. 98-112, 2021.

WORLD HEALTH ORGANIZATION. Dementia: A Public Health Priority. Genebra: WHO, 2022.

ZHAO, L.; WANG, T. Esquizofrenia hebefrênica e degeneração funcional. **Neuroscience Review Journal**, Pequim, v. 30, n. 2, p. 122-137, 2021.

CAPÍTULO VI

TRANSTORNOS AFETIVOS

Prof. Dr. Richardson Miranda Machado
André Luiz Campos Pacheco
Gabriella Letícia de Araújo Almeida
Moisés Fiusa Menezes

DEPRESSÃO

TIPOS DE DEPRESSÃO

TRANSTORNO AFETIVO BIPOLAR

TIPOS DE TRANSTORNO AFETIVO BIPOLAR

CASOS CLÍNICOS, DIAGNÓSTICO E TRATAMENTO

TRANSTORNOS AFETIVOS

DEPRESSÃO

A depressão é um transtorno mental complexo e multifatorial, caracterizado por sentimentos de tristeza profunda, desespero e perda de interesse ou prazer em atividades cotidianas, que ultrapassam o que seria uma resposta emocional comum. Embora episódios de tristeza sejam normais em resposta a perdas ou frustrações significativas, a depressão clínica representa um estado persistente de sofrimento, que se estende por períodos longos, interferindo na funcionalidade e qualidade de vida do indivíduo. Diferente de um luto natural, que tende a diminuir ao longo do tempo, na depressão o humor deprimido se mantém e frequentemente piora, afetando não apenas a saúde mental, mas também as capacidades físicas, resultando em fadiga, letargia e uma diminuição do desempenho cognitivo (World Health Organization, 2022; American Psychiatric Association, 2020).

Estima-se que aproximadamente 5% da população mundial sofra de depressão, e essa prevalência tem mostrado tendência de crescimento devido a fatores socioeconômicos, estressores ambientais e mudanças nas redes de suporte social. No Brasil, a prevalência da depressão também tem aumentado significativamente, com aproximadamente 11% da população apresentando algum tipo de transtorno depressivo ao longo da vida. A depressão afeta predominantemente mulheres, em uma proporção de aproximadamente duas mulheres deprimidas para cada homem deprimido, possivelmente devido a fatores hormonais, genéticos e psicossociais que impactam de maneira diferenciada os gêneros (IBGE, 2021; World Health Organization, 2022).

Classificação da Depressão

A depressão é geralmente classificada em diferentes tipos com base em sua etiologia e na intensidade dos sintomas. Dois termos amplamente utilizados são "depressão endógena" e "depressão reativa". A depressão endógena é entendida como um transtorno em que fatores genéticos e neurobiológicos desempenham um papel central, sendo menos influenciada por fatores externos. Esse tipo de depressão inclui a depressão do transtorno afetivo bipolar, que apresenta sintomas mais severos e resistentes aos tratamentos convencionais (National Institute of Mental Health, 2021).

Já a depressão reativa, ou neurótica, é caracterizada por um episódio depressivo em resposta a eventos de vida estressantes, como perdas, traumas ou situações de grande tensão emocional. Esse tipo de depressão está associado a traços de personalidade que influenciam a forma como o indivíduo reage a situações adversas. Estudos recentes indicam que a depressão reativa é mais frequente entre indivíduos que apresentam maior sensibilidade a críticas ou que possuem um estilo de enfrentamento dos problemas de vida mais passivo (American Psychiatric Association, 2020; World Health Organization, 2022).

Apesar das tentativas de distinção, muitos especialistas veem a depressão como uma continuidade que varia em intensidade e em fatores desencadeantes, sem uma divisão clara entre os tipos. Outros, no entanto, defendem a distinção clínica entre os subtipos, pois acreditam que fatores de etiologia, prognóstico e resposta ao tratamento são diferenciados para cada tipo. Essa distinção, embora debatida, pode orientar abordagens terapêuticas específicas, já que pacientes com depressão endógena tendem a responder melhor a tratamentos farmacológicos e intervenções biológicas, enquanto a depressão reativa pode ser mais responsiva à psicoterapia e ao suporte social (Kessler; Angst; Dunner, 2021).

Manejo e Tratamento da Depressão

O manejo da depressão requer uma abordagem integrada e interdisciplinar, envolvendo intervenções farmacológicas, psicoterapêuticas e estratégias de reabilitação social, visando não apenas a redução dos sintomas, mas também a melhoria da qualidade de vida e a funcionalidade do paciente. Em casos de depressão endógena, o uso de antidepressivos, especialmente os inibidores seletivos de recaptação da serotonina e os antidepressivos tricíclicos, demonstra alta eficácia na redução de sintomas como tristeza profunda, anedonia e lentificação psicomotora. Em contrapartida, em casos leves a moderados, particularmente em depressões de origem reativa, a psicoterapia, especialmente a terapia cognitivo comportamental (TCC), é considerada tratamento de primeira linha, sendo eficaz na reestruturação de padrões de pensamento e comportamento associados ao transtorno depressivo (American Psychiatric Association, 2020; World Health Organization, 2022).

Nos últimos anos, a psiquiatria tem avançado na busca por estratégias de manejo clínico adequadas para cada subtipo depressivo. Estudos recentes associam a depressão a desequilíbrios em neurotransmissores, processos inflamatórios neurobiológicos e disfunções hormonais, sugerindo que a medicina personalizada pode revolucionar o tratamento depressivo. Essa abordagem, baseada em características genéticas e no perfil bioquímico individual, oferece um tratamento mais eficaz, com menor probabilidade de efeitos colaterais e maior adesão ao longo prazo, especialmente em pacientes com resistência aos tratamentos convencionais (Tandon; Kasper; McCrone, 2020).

Sintomas da Depressão

Os sintomas de depressão são amplos e variam de manifestações psicológicas a físicas, o que pode tornar o diagnóstico um desafio. Em quadros graves, os sintomas são geralmente inconfundíveis: o paciente apresenta um humor persistentemente triste, perspectivas pessimistas e sentimentos de culpa e inutilidade. Comumente, há lentificação motora, redução na espontaneidade de fala e movimentação, ou, em outros casos, intensa agitação psicomotora, com comportamentos repetitivos, como andar de um lado para o outro. Essas manifestações frequentemente se intensificam pela manhã, sendo acompanhadas de distúrbios do sono, como insônia terminal. Sintomas físicos incluem anorexia, perda de peso e obstipação. Muitos pacientes manifestam ainda ideias delirantes de que estão bloqueados internamente ou hipocondria, preocupando-se excessivamente com a saúde (Haller; Wong; Lee, 2020; Smith; Brown, 2021).

Nos casos moderados, a depressão pode se apresentar de forma menos típica, na qual o paciente, mesmo com sintomas relevantes, consegue manter alguma funcionalidade. Pode relatar irritabilidade, fadiga e falta de energia, além de sintomas físicos inespecíficos, como dores abdominais e cefaleia. Em casos conhecidos como "depressão mascarada", o paciente se queixa de sintomas físicos para os quais não há causa orgânica aparente, como dor epigástrica intensa, que piora ao despertar. Essa depressão, com sintomas mascarados, frequentemente leva a investigações prolongadas antes que a causa psicossomática seja identificada (Kim; Moore; Lee, 2022).

Sintomas como dores de cabeça, lombalgia e desconfortos cardíacos são comuns e frequentemente atribuídos erroneamente a causas físicas, levando a tratamentos que podem piorar o quadro depressivo. A perda de interesse sexual, muitas vezes associada à idade ou ao estresse, pode levar a problemas conjugais quando não diagnosticada como parte do quadro depressivo, agravando o impacto na vida social e familiar do paciente (Oliveira; Silva; Rocha, 2021; Johnson; Reid, 2019).

A depressão pode incluir estados de ansiedade, fobias e até comportamentos compulsivos. Em pacientes predispostos, transtornos de personalidade obsessivo-compulsiva podem ser exacerbados. Em situações extremas, o paciente pode adotar comportamentos impulsivos, como gastos excessivos ou roubo, em busca de alívio temporário. Tais atos são incomuns e podem parecer contraditórios, mas refletem a gravidade e a complexidade da condição depressiva. A perda de insight é um aspecto característico da depressão, fazendo com que o paciente atribua erroneamente suas dificuldades ao trabalho, ao relacionamento ou a outras causas externas, sem perceber que o transtorno mental é a raiz dos problemas. Por esse motivo, é essencial que familiares e profissionais impeçam decisões importantes, como mudanças de emprego ou divórcios, até que o quadro seja tratado (Kessler *et al.*, 2021; Van der Maaten; Jones; Kaplan, 2023).

A depressão pode ocorrer em qualquer fase da vida, mas sua prevalência aumenta na meia-idade e na velhice. Estudos recentes indicam que, embora as taxas de depressão sejam mais altas em mulheres, o transtorno afeta também homens, especialmente em idades avançadas, quando se torna essencial distinguir a depressão de outros quadros, como a demência. Estima-se que cerca de 5% da população mundial sofra de depressão, com uma prevalência crescente entre idosos e grupos vulneráveis, devido ao envelhecimento populacional e aos impactos psicossociais das doenças crônicas (World Health Organization, 2022; Fiocruz, 2021).

TIPOS DE DEPRESSÃO

Depressão Exógena ou Reativa

A depressão exógena, também chamada de reativa, é tipicamente desencadeada por eventos ou situações de estresse externo, como a perda de um ente querido, o término de um relacionamento significativo ou o desemprego. Esses fatores adversos podem provocar uma resposta emocional intensa e negativa, levando ao desenvolvimento de uma depressão que tem como característica central a relação direta com o acontecimento desencadeante. A depressão reativa costuma ser acompanhada de ansiedade e os sintomas podem incluir angústia, sentimento de desamparo e desesperança. Os sintomas geralmente se intensificam no final do dia ou em momentos de solidão, sendo comuns episódios de pensamentos suicidas, embora tentativas efetivas de suicídio sejam menos frequentes (Smith; Brown, 2021).

Depressão Endógena

A depressão endógena, por sua vez, refere-se a um tipo de depressão cuja causa é atribuída a fatores internos, como predisposição genética, alterações hormonais ou disfunções metabólicas. Este tipo de depressão ocorre independentemente de eventos externos, surgindo muitas vezes de forma súbita e com pouca relação com o ambiente ou contexto do indivíduo. Os episódios de depressão endógena podem ser de curta duração ou prolongados, variando de algumas semanas a anos, com uma duração média de 6 a 18 meses. Em muitos casos, após a recuperação de um episódio depressivo, o paciente experimenta um período de ânimo elevado, podendo inclusive desenvolver sintomas de hipomania ou mania (Tandon; Kasper; McCrone, 2020; National Institute of Mental Health, 2021).

Fatores Etiológicos da Depressão

1. **Genéticos**: a depressão endógena possui uma forte influência genética. Estudos de concordância em gêmeos sugerem que cerca de 68% dos gêmeos monozigóticos apresentam a mesma condição, em comparação com 23% nos dizigóticos. Esse dado indica uma herança genética parcial, com risco elevado para parentes de primeiro grau de desenvolverem depressão (Heinrich; Kircher, 2021).

2. **Alterações bioquímicas**: a teoria das monoaminas sugere que baixos níveis de neurotransmissores, como noradrenalina e serotonina, estão associados à depressão, enquanto altos níveis podem ser responsáveis pela mania. Estudos com animais e

exames de líquido cefalorraquidiano em humanos confirmam essa relação, mostrando diminuições nesses neurotransmissores em quadros depressivos (Pereira; Melo, 2022).

3. **Experiências da primeira infância**: traumas ou perdas significativas na infância, como a morte de um dos pais, podem predispor o indivíduo à depressão em momentos de perda na vida adulta, devido ao condicionamento emocional estabelecido nessas fases iniciais do desenvolvimento (World Health Organization, 2022).

4. **Influências culturais**: a incidência de depressão e a forma como ela se manifesta variam entre culturas. Em sociedades com altos níveis de coesão e rede de apoio social, há menos casos de depressão e uma menor incidência de suicídios. Nas sociedades ocidentais, a prevalência da depressão tem aumentado, especialmente entre idosos e isso pode estar relacionado ao isolamento social e à ausência de redes de apoio familiar (Van der Maaten; Jones; Kaplan, 2023).

Tratamento Farmacológico

A base do tratamento farmacológico para a depressão são os antidepressivos, que atuam principalmente aumentando a concentração de neurotransmissores, como a serotonina e a noradrenalina, cuja deficiência tem sido associada a distúrbios do humor. Os antidepressivos podem ser divididos em duas categorias principais: os antidepressivos tricíclicos (como a imipramina e a amitriptilina) e os inibidores da monoamina oxidase (IMAOs), como a fenelzina e a tranilcipromina. Os tricíclicos são amplamente utilizados para depressão endógena, enquanto os IMAOs são indicados para casos de depressão reativa, especialmente aqueles com características ansiosas. A escolha do antidepressivo adequado, contudo, muitas vezes envolve um processo de tentativa e erro para encontrar a melhor resposta individual (American Psychiatric Association, 2020).

Ambos os grupos de antidepressivos apresentam um intervalo de ação que pode variar de 5 a 15 dias. Os efeitos colaterais, no entanto, geralmente surgem logo no início do tratamento, o que deve ser esclarecido ao paciente para evitar a interrupção precoce do uso, que pode levar à recaída dos sintomas. É importante lembrar que os antidepressivos não são curativos, mas sim paliativos, ajudando a controlar os sintomas até que o paciente alcance uma remissão espontânea ou um estado de estabilidade (World Health Organization, 2022).

Em casos em que a ansiedade e agitação são intensas, os tranquilizantes benzodiazepínicos ou fenotiazínicos podem ser combinados com antidepressivos. Embora não possuam ação antidepressiva específica, esses medicamentos ajudam a aliviar a ansiedade e promover um melhor manejo do humor. Pacientes mais velhos, que frequentemente apresentam sintomas leves de depressão e ansiedade, tendem a responder bem ao uso isolado de tranquilizantes (Johnson; Reid; Morgan, 2021).

Psicoterapia e Apoio Psicológico

A psicoterapia desempenha um papel valioso no tratamento de formas reativas de depressão, sendo mais eficaz quando iniciada após a estabilização dos sintomas. A terapia cognitivo-comportamental (TCC) e a psicanálise são especialmente eficazes em reduzir a recorrência de sintomas depressivos e em ajudar o paciente a desenvolver estratégias para lidar com fatores desencadeantes externos (Smith; Brown; Fields, 2020). O tratamento da depressão é complexo e requer um monitoramento constante. A resposta ao tratamento varia amplamente entre os pacientes, e a adesão ao regime terapêutico é fundamental para a eficácia a longo prazo. A combinação de tratamentos farmacológicos e psicoterapias permite uma abordagem integrada e individualizada, promovendo melhores resultados clínicos e uma qualidade de vida aprimorada para os pacientes (Pereira; Melo, 2022).

Depressão Pós-Parto

A depressão pós-parto é um termo amplamente utilizado para descrever o quadro depressivo que afeta mulheres após o nascimento de um bebê, manifestando-se tanto no período imediato quanto no pós-parto tardio. No entanto, esse termo pode induzir interpretações equivocadas, levando ao entendimento de que se trata de uma forma de depressão exclusiva do período pós-parto e distinta de outros quadros depressivos. Na realidade, a depressão pós-parto é um episódio depressivo que pode ser classificado em dois tipos principais, endógeno ou exógeno, de acordo com os fatores internos ou externos que o desencadeiam (Sousa; Pereira, 2023).

A depressão endógena no contexto pós-parto é frequentemente atribuída às intensas alterações hormonais e fisiológicas que ocorrem no organismo da mulher durante e após a gestação. Durante a gravidez, hormônios como o estrogênio e a progesterona aumentam significativamente para sustentar o feto e preparar o corpo para o parto. Após o nascimento, no entanto, ocorre uma queda abrupta desses hormônios, o que pode impactar o humor e o equilíbrio emocional. Além disso, o desgaste físico decorrente do parto pode aumentar essa vulnerabilidade emocional. Esse tipo de depressão pós-parto, caracterizado por tristeza profunda, apatia e sensação de vazio, resulta, em grande parte, das variações hormonais e bioquímicas inerentes ao período pós-parto (Santos; Garcia, 2021).

Por outro lado, a depressão pós-parto pode ser de origem exógena, desencadeada por situações adversas e fatores externos no período pós-natal. Circunstâncias sociais e emocionais que rodeiam a nova mãe desempenham um papel fundamental no desenvolvimento da depressão exógena. Um exemplo disso é o de uma jovem adolescente que, ao engravidar, é expulsa de casa e encontra-se sem apoio emocional ou financeiro do pai da criança. Ela se vê em situação de vulnerabilidade extrema, com incertezas quanto ao futuro, sem saber se terá condições de cuidar do bebê ou se precisará entregá-lo para adoção. A falta de apoio social, familiar e as dificuldades materiais podem exercer pressão psicológica significativa, levando a um quadro de depressão exógena. Nesses casos, a tristeza e a desesperança resultam de fatores externos à fisiologia da mulher, associados a desafios específicos do período pós-parto (Gomes; Silva; Pereira, 2019; World Health Organization, 2021).

Além disso, em muitos casos, fatores endógenos e exógenos podem sobrepor-se, intensificando a vulnerabilidade da mulher à depressão pós-parto. As alterações hormonais, combinadas a pressões externas, como a falta de apoio familiar ou dificuldades financeiras, podem formar um quadro depressivo complexo e multifatorial. Compreender a depressão pós-parto como um fenômeno que pode envolver tanto fatores internos quanto externos contribui para uma abordagem mais abrangente, capaz de avaliar todos os aspectos que possam estar influenciando o quadro depressivo da mulher no período pós-parto (Ferreira; Almeida, 2022).

Estudos indicam que muitas mulheres relatam sintomas de depressão endógena no período pós-parto, mesmo que de forma transitória e menos intensa. Dados epidemiológicos revelam uma maior incidência de depressão endógena entre mulheres submetidas a cesarianas, em comparação àquelas que passaram por partos normais. O parto vaginal permite um ajuste hormonal mais harmonioso, enquanto a cesariana representa um trauma físico maior, que, somado ao repentino nascimento do bebê, interfere na adequação hormonal no pós-parto imediato, o que aumenta o risco de depressão endógena (Souza; Pereira, 2023; Brasil, 2021).

Portanto, a depressão pós-parto não deve ser vista como um transtorno isolado e específico do período pós-natal, mas como um episódio depressivo que, conforme suas causas predominantes, pode ser classificado como endógeno ou exógeno. Esse entendimento é fundamental para uma abordagem terapêutica mais eficaz, que leve em conta intervenções hormonais e farmacológicas, assim como o suporte social e emocional essencial à recuperação da saúde mental da mãe no pós-parto (Carvalho; Almeida; Souza, 2020).

TRANSTORNO AFETIVO BIPOLAR

O transtorno afetivo bipolar (TAB) é caracterizado por oscilações entre dois polos emocionais ou estados de humor opostos: a euforia (ou mania) e a depressão. Foi descrito pela primeira vez por Emil Kraepelin em 1896, que associou a alternância entre mania e depressão com um prognóstico de recuperação espontânea, mas também de recaídas. Embora o transtorno possa surgir em qualquer idade, o primeiro episódio costuma ocorrer entre os 20 e 35 anos, frequentemente com um episódio depressivo inicial. Em muitos casos, os pacientes não experimentam episódios maníacos, limitando-se aos sintomas depressivos (Tandon; Kasper; McCrone, 2020; American Psychiatric Association, 2020).

A manifestação do TAB pode variar entre os indivíduos. Alguns apresentam episódios alternados de mania e depressão, enquanto outros têm apenas episódios de maníacos ou depressão esporádicos. Pacientes com TAB frequentemente exibem uma estrutura física endomórfica/mesomórfica e possuem traços de personalidade extrovertida, com características ciclotímicas. Em casos graves de mania, os pacientes podem apresentar ansiedade intensa, delírios persecutórios e de grandeza, mas quando o transtorno avança para a fase depressiva, os pacientes costumam relatar perda de motivação, pessimismo e tristeza acentuada. Os sintomas físicos, como anorexia, perda de peso, insônia e alterações cutâneas, como palidez e queda do tônus muscular, também são comuns (World Health Organization, 2021; Kim; Lee; Park, 2019).

Pólo Mania e Pólo Depressivo (Hipomania)

Na fase maníaca, o comportamento eufórico, o otimismo exagerado e a agitação psicomotora dominam. O paciente apresenta fuga de ideias, trocando rapidamente de assunto, mas mantendo um elo compreensível entre os tópicos discutidos, ao contrário do pensamento fragmentado dos pacientes esquizofrênicos. Há desinibição social e falta de tato, além de comportamentos impulsivos, como gastos excessivos e promiscuidade. Em casos graves, o paciente pode desenvolver delírios de grandeza e alucinações, necessitando de internação hospitalar devido ao comportamento desorganizado e agressivo (Reis; Gonçalves, 2021; Heinrich; Kircher, 2020).

Nos episódios de hipomania, os sintomas são menos intensos e, muitas vezes, confundidos com um estado normal de euforia. O tratamento desses pacientes inclui um ambiente calmo e isolado, reduzindo estímulos externos. A enfermagem integral é essencial, especialmente para assegurar a ingestão adequada de líquidos e alimentos e garantir a higiene pessoal. Profissionais de saúde devem manter uma abordagem cuidadosa e respeitosa, pois o paciente pode alternar rapidamente entre estados de euforia e irritabilidade. A ocupação com atividades leves pode ser útil, embora seja difícil mantê-lo engajado por longos períodos (Santos; Dias; Silva, 2020; Johnson; Reid; Morgan, 2021).

A fase depressiva do transtorno afetivo bipolar (TAB) caracteriza-se por um episódio de depressão maior, na qual o paciente experimenta uma profunda queda no humor, com sintomas que incluem tristeza persistente, perda de interesse ou prazer nas atividades anteriormente apreciadas, e uma diminuição geral da energia e motivação para realizar tarefas cotidianas. Essa fase costuma ser debilitante, com duração que pode variar de semanas a meses, dependendo da gravidade e da resposta ao tratamento. Os pacientes podem experimentar sensações de vazio e desesperança, além de uma autopercepção negativa, muitas vezes acompanhada de sentimentos intensos de culpa e inutilidade, mesmo quando esses sentimentos não correspondem à realidade (Goodwin; Jamison; Kay, 2021).

Pólo Depressivo

A fase depressiva do TAB frequentemente inclui insônia ou hipersonia, diminuição ou aumento no apetite, e, consequentemente, perda ou ganho de peso significativos. Além disso, o indivíduo pode apresentar dificuldades de concentração, de tomada de decisões e de memória, o que agrava a percepção de incapacidade. Essas alterações cognitivo-motoras são acompanhadas por uma sensação de lentidão psicomotora. Comumente, o paciente pode expressar uma visão pessimista do futuro, com pensamentos recorrentes de morte ou suicídio, que requerem intervenção urgente devido ao risco elevado associado à ideação suicida (National Institute of Mental Health, 2022; Moreno; Castro; Neves, 2023).

A fase depressiva também tem impacto significativo na funcionalidade do paciente, afetando sua vida social, acadêmica e profissional. As relações interpessoais tendem a sofrer devido ao isolamento e à diminuição da interação social, frequentemente agravados por comportamentos de evitação e falta de energia. No trabalho, há um aumento no absenteísmo e uma diminuição no desempenho, o que pode levar a problemas profissionais. Em crianças e adolescentes, essa fase é especialmente prejudicial, pois interfere no desenvolvimento emocional, social e acadêmico, levando a maiores dificuldades na vida adulta (Lee; Mitchell, 2023).

No manejo da fase depressiva do TAB, são utilizados estabilizadores de humor, como o carbonato de lítio, e, em alguns casos, antidepressivos em combinação com estabilizadores para evitar a indução de episódios maníacos. O tratamento farmacológico, no entanto, é complementado pela psicoterapia, que visa ajudar o paciente a identificar e modificar padrões de pensamento negativos, além de promover estratégias de enfrentamento. A terapia cognitivo-comportamental, em particular, tem se mostrado eficaz na redução dos sintomas e na prevenção de recaídas (Taylor et al., 2022; Williams; Carter, 2021).

Risco de suicídio

O TAB está associado a um risco elevado de suicídio, particularmente durante os episódios depressivos. Dados recentes mostram que mais de 90% dos indivíduos que cometem suicídio apresentam algum transtorno mental, sendo a depressão uma das causas mais frequentes. Fatores como isolamento social, histórico de tentativas anteriores e comorbidades, como o abuso de álcool, elevam o risco. A rede de suporte social, incluindo casamento, religiosidade e filhos, exerce um efeito protetor, enquanto o risco é maior entre solteiros, divorciados e indivíduos que experimentaram perdas recentes, como a morte de um ente querido ou dificuldades financeiras (Tandon; Kasper; McCrone, 2021; World Health Organization, 2022).

É importante destacar a importância de um cuidado em saúde mental contínuo e do tratamento em longo prazo, que inclui o uso de medicamentos antidepressivos e intervenções psicossociais para reduzir o risco de suicídio. Um maior reconhecimento dos sinais de alerta, como tentativas anteriores e comportamentos impulsivos, é crucial para a prevenção e redução das taxas de suicídio (Gonçalves; Souza, 2022).

TIPOS DE TRANSTORNO AFETIVO BIPOLAR

O transtorno afetivo bipolar é uma condição psiquiátrica complexa e crônica, caracterizada por episódios de humor oscilante entre a euforia e a depressão. Podemos dividir o transtorno em três tipos principais, com base na predominância dos sintomas:

1. **Transtorno afetivo bipolar com predominância de mania (euforia)**: é marcado pela predominância de episódios de euforia ou mania. Durante um episódio maníaco, o paciente experimenta um humor elevado, expansivo e, por vezes, irritável. A energia aumenta de forma intensa, e o indivíduo pode apresentar comportamentos impulsivos, como gastos excessivos, falta de freio social, envolvimento em atividades de risco e menor necessidade de sono. Além disso, há aceleração no pensamento e na fala, resultando em uma "fuga de ideias". Essa fase pode ser incapacitante, afetando diretamente o funcionamento social e profissional do paciente e, em casos graves, pode incluir sintomas psicóticos, como delírios de grandeza ou alucinações. A mania, quando não tratada, pode levar a comportamentos de risco e até mesmo à necessidade de pernoite no Centro de Atenção Psicossocial para proteger o paciente e as pessoas ao seu redor (American Psychiatric Association, 2020; Granerud; Berg; Edvardsson, 2022).

2. **Transtorno afetivo bipolar com predominância de depressão**: nesse subtipo, a predominância é de episódios depressivos, com episódios de hipomania intercalados. A hipomania é uma forma mais branda de mania, onde os sintomas são similares, mas menos intensos e, normalmente, sem prejuízos severos na funcionalidade do paciente. No entanto, o foco desse tipo está nos períodos depressivos, nos quais o paciente apresenta

humor deprimido, perda de interesse por atividades prazerosas, diminuição da energia e autoestima, e, em casos mais graves, ideação suicida. Esses episódios depressivos frequentes tendem a impactar profundamente a qualidade de vida, o desempenho profissional e os relacionamentos, e podem durar semanas ou meses (Goodwin; Jamison; Kay, 2021; Birnbaum; Polyak, 2023).

3. **Transtorno afetivo bipolar misto**: o quadro misto é caracterizado pela presença simultânea ou alternância rápida entre sintomas maníacos e depressivos. O paciente pode apresentar, por exemplo, uma energia exacerbada e pensamentos acelerados (sintomas maníacos), junto de sentimentos de tristeza e desesperança (sintomas depressivos). Essa fase mista é particularmente desafiadora, pois a combinação de sintomas contraditórios aumenta o risco de impulsividade e tentativas de suicídio. A ciclagem entre os extremos de humor é intensa e, muitas vezes, difícil de manejar sem intervenções clínicas adequadas (Miranda; Gonçalves; Reis, 2021; Moreno; Castro; Neves, 2023).

Figura 1 – Oscilações do humor nos episódios maníaco, hipomaníaco, misto e depressivo

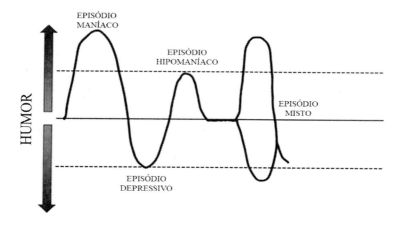

Fonte: American Psychiatric Association (2020)

Tratamento do Transtorno Afetivo Bipolar

O tratamento do TAB é essencialmente farmacológico e requer um acompanhamento rigoroso. O carbonato de lítio é o estabilizador de humor mais amplamente utilizado e considerado o "padrão ouro" para o tratamento do transtorno bipolar. Seu papel é equilibrar as oscilações de humor, prevenindo tanto a mania quanto a depressão (Torres; Almeida; Lima, 2020; Carmona; Faria, 2023).

Além do carbonato de lítio, outros estabilizadores de humor, como lamotrigina, valproato de sódio e carbamazepina, também são utilizados, especialmente em casos em que o lítio não é eficaz ou o paciente apresenta efeitos colaterais. Em episódios maníacos mais graves, podem ser necessários antipsicóticos para controlar a excitação e impulsividade (Foster; Liu, 2022).

A monitorização do lítio é fundamental devido à sua estreita margem terapêutica. O nível sanguíneo deve ser mantido dentro de um intervalo específico, pois tanto níveis baixos quanto altos podem ser prejudiciais. O monitoramento envolve exames de sangue regulares para verificar a concentração de lítio e a função renal e tireoidiana, pois o uso prolongado do lítio pode impactar esses sistemas. Efeitos colaterais do lítio incluem tremores, ganho de peso, problemas renais e hipotiroidismo. Por isso, o ajuste da dose e o acompanhamento clínico periódico são essenciais para garantir a segurança e eficácia do tratamento (Johnson; Taylor; Liu, 2023; National Institute of Mental Health, 2022). O tratamento do TAB também deve incluir psicoterapia e abordagens de reabilitação psicossocial. A psicoeducação, tanto para o paciente quanto para a família, ajuda a reconhecer os sinais precoces de recaída, a compreender a importância da adesão ao tratamento e a lidar com os desafios do transtorno (Lee; Mitchell, 2023; Williams; Carter, 2021).

CASOS CLÍNICOS, DIAGNÓSTICO E TRATAMENTO

1 – Depressão Exógena ou Reativa

Relato completo do caso: A. S. T., homem de 42 anos, engenheiro civil, solteiro e sem filhos, foi trazido para atendimento psiquiátrico por um amigo próximo que notou uma mudança drástica em seu comportamento ao longo dos últimos oito meses. Segundo o amigo, A. S. T., sempre foi uma pessoa extrovertida, dedicada ao trabalho e bastante ativa socialmente. Entretanto, após a morte de seu pai, ele começou a demonstrar uma tristeza persistente, que gradualmente se intensificou, acompanhada de perda de interesse em atividades que antes lhe traziam prazer, como praticar esportes e sair com amigos. Ao longo dos meses, ele passou a se isolar socialmente, recusando convites para encontros e eventos, afirmando que "não valia a pena sair" ou que "não tinha mais energia para nada." A. S. T. apresenta um quadro de anedonia acentuada, relatando que atividades que antes eram uma fonte de alegria se tornaram indiferentes ou até desagradáveis. Ele também descreve uma sensação constante de cansaço e dificuldade em realizar até mesmo tarefas simples, como preparar suas refeições ou cuidar de sua higiene pessoal. De acordo com o amigo, ele começou a descuidar de sua aparência, algo que era incomum, já que sempre foi uma pessoa vaidosa e organizada. Além disso, A. S. T. relata alterações significativas no sono. Ele tem insônia inicial e terminal, ou seja, demora a adormecer e acorda muito cedo, com uma sensação de exaustão que não melhora com o descanso. Em algumas noites, ele dorme apenas três ou quatro horas, o que contribui para a fadiga intensa que sente durante o dia. Sua alimentação também foi afetada, com perda de apetite e, consequentemente, perda de peso significativa, cerca de 12 kg nos últimos seis meses. Em termos emocionais, A. S. T. descreve sentimentos de desesperança, afirmando que "nada mais faz sentido" e que sente um vazio constante. Ele tem pensamentos frequentes de autodepreciação, considerando-se um fracasso tanto na vida profissional quanto pessoal. Em um dos episódios mais preocupantes, ele confidenciou ao amigo que sentia que "não faria falta para ninguém" e que "o mundo estaria melhor sem ele", sugerindo ideação suicida passiva. A situação no trabalho também se deteriorou. A. S. T., que sempre foi um profissional reconhecido e dedicado, começou a apresentar dificuldades de concentração e lentidão para concluir tarefas, o que chamou a atenção de seus colegas. Ele perdeu prazos importantes, algo atípico para seu histórico, e relata dificuldade em tomar decisões, mesmo as mais simples, como responder a e-mails. Acredita que seu desempenho ruim confirma sua sensação de inutilidade e incapacidade, alimentando um ciclo de autocrítica e desânimo. Esse quadro clínico foi percebido por familiares e amigos como um processo de "desligamento da vida", com o paciente isolando-se cada vez mais e perdendo o prazer e a capacidade de realização nas áreas que antes valorizava. Apesar da insistência do amigo em buscar ajuda, A. S. T. demorou a aceitar o encaminhamento, afirmando que "nenhum médico vai poder me ajudar," e mostrando resistência inicial ao tratamento.

Análise estruturada do caso - Depressão exógena

- **Identificação do paciente**: A. S. T., 42 anos, homem, engenheiro civil, solteiro, sem filhos.

- **Queixa principal**: tristeza persistente, perda de interesse em atividades, isolamento social, insônia, perda de apetite, fadiga intensa e pensamentos autodepreciativos e suicidas.

- **História da doença atual**: os sintomas começaram a surgir gradualmente após a morte de seu pai, há oito meses, com uma piora progressiva. A. S. T. passou de uma pessoa ativa e extrovertida para alguém isolado, apático e desmotivado. Relata anedonia, fadiga constante, insônia e perda de apetite com consequente perda de peso. Além disso, apresenta ideação suicida passiva e dificuldades em suas atividades profissionais.

- **Antecedentes pessoais, familiares e sociais**: não possui histórico psiquiátrico anterior. O pai faleceu há menos de um ano, o que parece ter sido um evento desencadeante. A família é próxima e o acompanha, mas A. S. T. tem evitado contato e preferido o isolamento. Antes do episódio depressivo, era socialmente ativo e profissionalmente realizado.

- **Exame psíquico**: durante a avaliação, o paciente apresenta-se abatido, com aparência descuidada, fala lenta e tom de voz baixo. Demonstra profunda tristeza, falta de expressividade facial e pouca energia para interagir. A. S. T. verbaliza pensamentos autodepreciativos, descrevendo-se como "um fracasso". Expressa desesperança e ideação suicida passiva, sem planos concretos. Está desorientado em relação à sua autoestima e confiança, com discurso carregado de autocrítica e baixa expectativa de melhora.

- **Hipótese diagnóstica:** depressão exógena ou reativa, com sintomas como tristeza persistente, anedonia, fadiga, insônia, baixa autoestima e ideação suicida passiva.

Plano de cuidados/tratamento:

- **Psicoterapia:** indicação de terapia cognitivo-comportamental com foco na reestruturação de pensamentos autodepreciativos e no desenvolvimento de habilidades de enfrentamento. Considera-se também a terapia interpessoal para abordar a questão do luto e os relacionamentos afetados pelo quadro depressivo.

- **Tratamento medicamentoso:** inibidores seletivos da recaptação da serotonina para alívio dos sintomas depressivos e estabilização do humor. Dada a presença de insônia, considerou-se um hipnótico de curta duração para auxiliar no sono, com monitoramento para prevenir dependência.

- **Intervenções complementares:** recomenda-se a introdução gradual de atividades físicas leves, como caminhadas, que podem ajudar na liberação de endorfinas e no alívio dos sintomas. Além disso, sugerem-se práticas de *mindfulness* para controle da ansiedade e regulação emocional. Atividades de lazer e encontros sociais supervisionados também são incentivados para diminuir o isolamento e promover engajamento.

- **Abordagem de serviço social:** orientação e apoio à família, especialmente em relação ao monitoramento dos sinais de risco suicida. A família foi instruída sobre a importância de evitar julgamentos e estimular pequenas atividades com o paciente. Encaminhamento para grupos de apoio e organizações que possam oferecer suporte psicológico e emocional adicionais.

2 – Depressão endógena

Relato completo do caso: R. F. M., mulher de 38 anos, professora universitária, branca, solteira e sem filhos, procurou atendimento psiquiátrico após insistência de uma colega de trabalho que notou mudanças no comportamento de R. F. M. nos últimos seis meses. A paciente relatou que, embora não tenha ocorrido nenhum evento específico ou estressor em sua vida, começou a sentir uma tristeza profunda e inexplicável, acompanhada de falta de motivação e energia para suas atividades diárias. Ao descrever os sintomas, R. F. M. afirma que esta não é a primeira vez que se sente assim. Ela já teve outros episódios depressivos ao longo da vida, mas nunca procurou ajuda profissional, acreditando que "era só seu jeito de ser." R. F. M. relata que tem uma tendência a se isolar socialmente, preferindo atividades solitárias a encontros sociais. Seus colegas e familiares sempre a consideraram introspectiva, e ela descreve sua personalidade como "melancólica por natureza." Nos últimos meses, essa introspecção parece ter se intensificado. Ela parou de frequentar encontros com amigos e atividades recreativas que antes praticava, como leitura e caminhadas ao ar livre. R. F. M. sente-se constantemente fatigada e percebe uma lentidão tanto no pensamento quanto nas ações, afirmando que "cada tarefa parece um peso." Sua rotina de sono foi gravemente alterada, apresentando dificuldade para adormecer e despertando frequentemente durante a noite, com um sono inquieto e não reparador. A paciente também relata uma queda significativa no apetite, resultando em perda de peso. Observa-se, em seu relato, que o humor deprimido se mantém constante ao longo do dia, sem oscilações significativas. R. F. M. descreve sentimentos de inutilidade e culpa, mesmo sem uma causa externa evidente, como se acreditasse que nunca será capaz de atender às próprias expectativas. No trabalho, R. F. M. tem encontrado dificuldades crescentes para se concentrar e cumprir suas responsabilidades. Ela leva mais tempo para preparar suas aulas, e a correção de avaliações, que antes realizava com facilidade, agora parece uma tarefa exaustiva. Frequentemente, ela sente-se incapaz de tomar decisões simples, o que aumenta seu nível de frustração. A paciente afirma que já não sente prazer em realizar suas atividades, inclusive aquelas que antes considerava gratificantes. A colega de trabalho que a acompanhou mencionou que R. F. M. tem um histórico familiar de transtornos de humor; a mãe dela também sofria de depressão. Dada essa herança familiar e a ausência de um gatilho externo aparente, o quadro de R. F. M. sugere um episódio depressivo endógeno.

Análise estruturada do caso - Depressão endógena

- **Identificação do paciente:** R. F. M., 38 anos, mulher, professora universitária, solteira, sem filhos.

- **Queixa principal:** tristeza profunda, falta de motivação, isolamento social, fadiga constante, insônia e sentimentos de inutilidade e culpa, sem causa externa identificável.

- **História da doença atual:** os sintomas iniciaram há cerca de seis meses, sem um evento específico que possa ter desencadeado o quadro. R. F. M. apresenta tristeza persistente, anedonia, cansaço extremo, insônia e perda de peso. Esses sintomas são similares aos de outros episódios depressivos anteriores, embora nunca tenham sido tratados. O quadro atual tem impactado sua vida profissional e social de forma significativa.

- **Antecedentes pessoais, familiares e sociais:** histórico familiar positivo para transtornos de humor, com a mãe diagnosticada com depressão. R. F. M. sempre foi introspectiva, com um perfil de personalidade melancólica e uma tendência ao isolamento. Não apresenta histórico de eventos traumáticos ou estressores recentes que possam justificar o quadro depressivo.

- **Exame psíquico:** durante a consulta, a paciente apresenta-se abatida, com expressão facial triste, tom de voz baixo e lento. Demonstra pensamentos autodepreciativos, relatando sentimentos de culpa e inutilidade desproporcionais e sem justificativa aparente. O pensamento é lento e há relatos de dificuldade de concentração e tomada de decisões. A introspecção é evidente, com tendência a minimizar a importância de sua própria saúde emocional.

- **Hipótese diagnóstica:** depressão endógena, com sintomas que incluem tristeza persistente, anedonia, fadiga, insônia, baixa autoestima e ausência de uma causa externa.

Plano de cuidados/tratamento:

- **Psicoterapia:** recomendação de terapia cognitivo-comportamental para trabalhar a reestruturação dos pensamentos autodepreciativos e desenvolver estratégias de enfrentamento para os períodos depressivos. Sugere-se também a terapia interpessoal para auxiliar a paciente a entender e a manejar as dificuldades nas relações interpessoais, considerando sua tendência ao isolamento.

- **Tratamento medicamentoso:** indicação de inibidores seletivos de recaptação de serotonina, visando a estabilização do humor e alívio dos sintomas depressivos. Dada a persistência dos episódios depressivos, sugere-se o uso contínuo, com avaliação periódica de dose e efeitos. A introdução de um hipnótico de curta ação para auxiliar no sono também pode ser considerada, com monitoramento para evitar dependência.

- **Intervenções complementares:** recomenda-se a inclusão gradual de atividades físicas leves, como caminhadas, que podem contribuir para a melhora do humor e do bem-estar físico. Atividades de relaxamento e *mindfulness* também são sugeridas para auxiliar no controle da ansiedade e na melhora da qualidade do sono. Participação em atividades que promovam o bem-estar, como leitura e passeios, são incentivadas gradualmente.

- **Abordagem de serviço social:** orientação e apoio à paciente e aos familiares, especialmente na compreensão da natureza endógena do transtorno depressivo, destacando que a ausência de um evento desencadeador não invalida o sofrimento vivido. Encaminhamento para grupos de apoio e orientação para rede de suporte social.

3 – Depressão Endógena/Exógena

Relato completo do caso: M. C. S., uma adolescente de 17 anos, estudante, mora em um abrigo após ser expulsa de casa pelo padrasto devido à gravidez de seu namorado de 16 anos. A mãe, com outros dois filhos menores, não tem condições de oferecer suporte financeiro ou emocional à filha. M. C. S. encontra-se no pós-parto imediato após uma cesárea, procedimento escolhido devido ao seu porte físico, que dificultaria um parto normal. No leito hospitalar, a adolescente é frequentemente vista em posição fetal, expressando sinais de sofrimento psicológico. Ela apresenta fala baixa, choro espontâneo e crises de ansiedade ao relatar sua situação. Ela verbaliza incertezas e sentimentos de desamparo, questionando sua capacidade de cuidar do bebê, mencionando a falta de recursos financeiros e o medo de não conseguir lidar com as responsabilidades da maternidade. Esse conjunto de fatores faz com que M. C. S. considere a possibilidade de entregar o bebê para adoção, um pensamento que surge em meio ao quadro de tristeza que vivencia. Apresenta perda do apetite, dorme a maior parte do tempo, não interage com outras mães da maternidade. Não recebeu visitas e não demonstrou interesse em ver o bebê e cuidar dele. Foi avaliada pelo psicóloga do hospital que acompanha o caso junto aos profissionais da assistência social do abrigo. Conselho Tutelar realizou visita ao domicílio onde vivem o padrasto, a mãe e os irmãos, mas não foram atendidos.

Análise estruturada do caso

- **Identificação do paciente**: M. C. S., 17 anos, estudante, solteira, sem suporte familiar, mãe de um recém-nascido.

- **Queixa principal**: tristeza intensa, sentimentos de desamparo e incapacidade, isolamento emocional e verbalização de pensamentos sobre entregar o bebê para adoção.

- **História da doença atual**: os sintomas de depressão começaram a se intensificar após o parto, com manifestações de tristeza profunda, isolamento, choro frequente e sensação de incapacidade de cuidar do bebê. A situação de vulnerabilidade social e emocional, agravada pelo abandono familiar, intensifica seu quadro depressivo.

- **Antecedentes pessoais, familiares e sociais**: a adolescente engravidou do namorado de 16 anos e foi expulsa de casa pelo padrasto. A mãe, sobrecarregada com dois filhos menores e sem recursos, não pôde oferecer suporte, deixando-a sem opções e forçando seu encaminhamento para um abrigo. Essa situação social difícil, somada à falta de apoio do pai do bebê e da rede familiar, contribui para um ambiente de estresse e insegurança emocional.

- **Exame psíquico**: no exame psíquico, M. C. S. apresenta postura encolhida em posição fetal, fala baixa, pouco contato visual e choro frequente durante a entrevista. Relata sentimentos de desesperança, incapacidade de lidar com a maternidade e considera entregar o bebê para adoção. O humor é visivelmente deprimido e a adolescente mostra-se introspectiva, evitando conversas prolongadas. A percepção do futuro é pessimista e sua autoimagem é marcada por sentimentos de fracasso e inadequação.

- **Hipótese diagnóstica**: depressão endógeno e exógena. A depressão endógena é sugerida pelas alterações hormonais e constitucionais do pós-parto, acentuadas pela recuperação da cesariana. A depressão exógena é agravada pela situação social desfavorável, falta de apoio familiar e incertezas sobre o futuro.

Plano de cuidados/tratamento:

- **Psicoterapia**: indicação de terapia cognitivo-comportamental para ajudar a adolescente a desenvolver estratégias de enfrentamento, lidar com sentimentos de incapacidade e explorar suas opções futuras de maneira estruturada. O apoio emocional será central para auxiliá-la a encontrar resiliência e desenvolver autoconfiança para enfrentar a maternidade ou tomar uma decisão assertiva sobre entregar a criança para a adoção.

- **Tratamento medicamentoso**: uso de antidepressivos de ação rápida e seguros para o período pós-parto, que possam amenizar os sintomas de depressão e ansiedade sem impactar a saúde do bebê no caso de amamentá-lo.

- **Intervenções complementares**: terapia ocupacional e grupos de apoio para promover atividades de socialização e reduzir o isolamento emocional. O apoio no abrigo para orientação sobre cuidados básicos com o bebê também pode contribuir para reduzir a ansiedade e aumentar a segurança emocional.

- **Abordagem de serviço social**: contato com a rede de apoio social para avaliar a possibilidade de realocação em ambiente de suporte adequado, caso a adolescente opte por ficar com o bebê. A equipe social deve também considerar o encaminhamento para programas de apoio materno-infantil e suporte financeiro, que possam ajudá-la a construir um ambiente seguro e saudável para a criação do bebê. Em caso de decisão pela entrega para a adoção, apoio e orientação devem ser oferecidos para garantir um processo ético e humanizado, sem prejuízo à saúde mental da adolescente.

4 – Transtorno Afetivo Bipolar com Predominância de Mania (Euforia)

Relato completo do caso: M. L. P., mulher de 32 anos, empresária autônoma, branca, solteira, sem filhos, foi trazida ao atendimento psiquiátrico por seus pais, preocupados com o comportamento excessivamente impulsivo e descontrolado que ela vem apresentando nas últimas semanas. Eles relataram uma mudança drástica e progressiva no comportamento de M. L. P., caracterizada por uma euforia incontrolável, aumento de energia, insônia e comportamento social inadequado, que está impactando severamente sua vida pessoal, social e financeira. M. L. P. apresenta-se vestida de maneira extravagante, usando roupas inapropriadas para o contexto e a estação do ano. Durante a consulta, vestia um vestido brilhante e curto, mesmo em pleno inverno, acompanhado de acessórios chamativos. A maquiagem era carregada, com batom vermelho intenso e sombra brilhante; o cabelo exibia uma cor chamativa, recentemente tingido de rosa vibrante. Além disso, suas unhas estavam longas e decoradas de forma extravagante. A paciente deambula pelo consultório, incapaz de se manter sentada por muito tempo e seu discurso é prolixo, repleto de detalhes irrelevantes e frequentemente interrompido por risadas e mudanças de assunto abruptas. Em seu relato, M. L. P. exibe delírios de grandeza, afirmando ser uma figura importante e famosa na cidade, herdeira de uma fortuna e destinada a conquistar ainda mais poder. Ela acredita que tem uma influência notável na sociedade local, chegando a alegar que é uma "figura pública essencial" e que todos na cidade a conhecem. Seu pai relata que M. L. P. recentemente "investiu" em várias lojas, comprando roupas, joias e produtos de beleza em demasia, mesmo sem ter condições financeiras para arcar com essas despesas. Ela também relatou, com orgulho, ter adquirido um carro de luxo em uma agência de veículos, embora a família não tenha conhecimento de como ela financiou a compra e se ela realmente realizou o pagamento. Em relação ao comportamento sexual, a paciente apresenta um quadro de erotização intensa e promiscuidade. Os familiares descobriram que M. L. P. teve múltiplos encontros sexuais recentes, incluindo um episódio em que manteve relações sexuais com um indivíduo em situação de rua, fato que ela relata sem constrangimento, destacando-se sua sensação de poder e domínio. Ela acredita que é "irresistível" e afirma que os homens estão sempre interessados nela, reforçando sua imagem de "mulher poderosa e influente". Os familiares informaram que, além desses comportamentos, M. L. P. se tornou agressiva e hostil quando confrontada ou contrariada, chegando a episódios de gritos e ameaças contra quem tenta limitar seu comportamento. Além disso, não tem respeitado os horários de sono, permanecendo acordada durante várias noites, afirmando que não precisa dormir porque tem "energia de sobra". A família reporta que já houve um acúmulo de dívidas devido às suas compras impulsivas, o que resultou em uma interdição judicial recente para limitar o acesso dela a recursos financeiros, a fim de proteger o patrimônio familiar. Já faz acompanhamento psiquiátrico em detrimento de já ter tido outros episódios como o atual, mas suspendeu o uso dos remédios alegando não ter doença e que Deus a curou.

Análise estruturada do caso

- **Identificação do paciente**: M. L. P., 32 anos, mulher, empresária autônoma, solteira, sem filhos.

- **Queixa principal**: comportamento impulsivo e extravagante, delírios de grandeza, euforia intensa, insônia, gastos excessivos, promiscuidade sexual, comportamento social inadequado e agressividade.

- **História da doença atual**: a paciente apresenta episódios de euforia exacerbada nas últimas semanas, caracterizados por comportamento impulsivo e socialmente inadequado. A euforia inclui delírios de grandeza, erotização intensa e promiscuidade, compras compulsivas sem condições financeiras e insônia. Esse comportamento resultou em desgaste familiar, preocupações financeiras e uma interdição judicial devido ao acúmulo de dívidas.

- **Antecedentes pessoais, familiares e sociais**: histórico familiar de transtornos de humor, incluindo um tio com diagnóstico de transtorno afetivo bipolar. M. L. P. sempre foi extrovertida, já apresentou comportamentos exacerbados e socialmente inadequados. Possui uma rede social ampla, mas os amigos e familiares se afastaram devido à intensidade e inadequação de seu comportamento recente.

- **Exame psíquico**: durante a avaliação, M. L. P. apresenta-se eufórica, com discurso acelerado e prolixo, pulando de um assunto a outro sem coerência. Demonstra delírios de grandeza, afirmando ser uma figura poderosa e influente na cidade e exibe comportamento erotizado e impulsivo, com narrativas que incluem relações sexuais promíscuas. O humor é evidentemente elevado e a paciente tem pouca consciência dos próprios comportamentos inadequados, rejeitando qualquer sugestão de que precise de tratamento.

- **Hipótese diagnóstica**: transtorno afetivo bipolar com predominância de mania (euforia).

Plano de cuidados/tratamento:

- **Psicoterapia**: terapia cognitivo-comportamental para trabalhar o insight, ajudando a paciente a reconhecer os comportamentos inadequados e a controlar a impulsividade. Sessões focadas na reorganização da vida pessoal e social, ajudando a restaurar limites saudáveis nas interações interpessoais.

- **Tratamento medicamentoso**: estabilizadores de humor, como o carbonato de lítio e antipsicóticos, para controlar os sintomas maníacos e os delírios de grandeza. O uso do carbonato de lítio requer monitoramento regular dos níveis séricos e avaliação da função renal e tireoidiana, devido aos potenciais efeitos adversos.

- **Intervenções complementares**: sugere-se a implementação de atividades que promovam o relaxamento e a estabilidade emocional, como prática de exercícios físicos regulares. Essas atividades podem ajudar a paciente a canalizar a energia de forma mais construtiva e reduzir a necessidade de comportamentos impulsivos.

- **Abordagem de serviço social**: apoio à família para lidar com o comportamento da paciente e com o processo de interdição. Orientação sobre a importância de estabelecer limites financeiros e de proteger o patrimônio da família, reforçando a necessidade de monitoramento contínuo para evitar futuras crises maníacas.

5 – Transtorno Afetivo Bipolar com Predominância de Depressão

Relato completo do caso: R. F. M., homem de 38 anos, professor universitário, solteiro, foi trazido ao atendimento psiquiátrico por seu irmão, preocupado com a piora do quadro depressivo de R. F. M. nos últimos meses. O paciente tem apresentado desânimo, falta de interesse nas atividades que costumava desfrutar, isolamento social e dificuldades significativas no trabalho. R. F. M. passa grande parte do dia na cama, evitando interações até mesmo com familiares próximos, e frequentemente afirma que não vê sentido em continuar com suas atividades profissionais e pessoais. No momento da avaliação, R. F. M. exibe lentidão nos movimentos e na fala, mantendo um tom de voz baixo e um olhar distante. Relata uma tristeza profunda, sentimento de vazio constante e falta de motivação para atividades rotineiras. Além disso, menciona estar sempre cansado, mesmo sem realizar esforços físicos e descreve episódios de insônia persistente, onde passa horas acordado durante a noite com pensamentos autocríticos e pessimistas. Ele manifesta sentimentos de culpa exagerada e inutilidade, frequentemente mencionando que "não serve para nada" e que "só causa problemas para a família". Há também uma diminuição expressiva do apetite, levando a uma perda de peso significativa nos últimos dois meses. Apresenta déficit de autocuidado, com barba e cabelos grandes e vestimentas sujas e amarrotadas. A história psiquiátrica de R. F. M. revela episódios prévios de depressão intensa, além de, pelo menos, dois episódios de hipomania nos últimos cinco anos. Durante esses períodos de hipomania, ele demonstrava aumento de energia, otimismo excessivo, uma autoestima inflada e comportamentos impulsivos, como gastos elevados em objetos de luxo que não podia pagar, o que resultou em dívidas consideráveis. Em uma ocasião, chegou a realizar uma viagem sem planejamento, ausentando-se do trabalho por dias sem informar ninguém, o que gerou repercussões em sua vida profissional. Esses episódios hipomaníacos foram determinantes para o diagnóstico de transtorno afetivo bipolar com predominância de depressão, diferenciando-o de uma depressão unipolar. Atualmente, R. F. M. tem manifestado pensamentos de desesperança, afirmando que "a vida perdeu o sentido" e "não há nada que o faça melhorar". Ele menciona pensamentos suicidas de forma recorrente, embora ainda negue qualquer plano específico. Seu irmão relata que R. F. M. vem negligenciando sua saúde, abandonando atividades físicas e interrompendo tratamentos médicos. O quadro depressivo é também acompanhado de irritabilidade, o que gera atritos em interações com amigos e familiares, que tentam oferecer ajuda. Ele evita conversas sobre seu estado de saúde e frequentemente responde de forma hostil, isolando-se ainda mais.

Análise estruturada do caso

- **Identificação do paciente**: R. F. M., 38 anos, homem, professor universitário, solteiro.

- **Queixa principal**: quadro de depressão profunda, com desânimo, isolamento social, pensamentos suicidas e perda de interesse nas atividades.

- **História da doença atual**: nos últimos meses, o paciente vem apresentando sintomas depressivos intensos, sem resposta aparente a estímulos externos. Relata sentimentos de inutilidade e culpa, perda de apetite, insônia e pensamentos suicidas. A história psiquiátrica inclui episódios prévios de depressão e hipomania, nos quais manifestava otimismo e impulsividade exagerada. Esses episódios foram essenciais para o diagnóstico de transtorno afetivo bipolar com predominância de depressão.

- **Antecedentes pessoais, familiares e sociais:** o paciente possui histórico de episódios depressivos e hipomaníacos, além de problemas financeiros decorrentes de comportamentos impulsivos durante as fases de hipomania. Não há menção de transtornos psiquiátricos na família, mas o quadro atual interfere em seu desempenho profissional e nas relações familiares. R. F. M. é solteiro e possui poucas interações sociais no momento.

- **Exame psíquico:** durante a avaliação, o paciente apresentou-se apático, com discurso lento e desanimado. Manteve um olhar distante e demonstrou ideias de desesperança e inutilidade, verbalizando pensamentos autocríticos e pessimistas. Sua linguagem indicou falta de motivação, baixa autoestima e tristeza profunda. R. F. M. apresentou uma expressão facial marcada pela melancolia e evitou contato visual direto.

- **Hipótese diagnóstica:** transtorno afetivo bipolar com predominância de depressão.

Plano de cuidados/tratamento:

- **Psicoterapia:** recomenda-se terapia cognitivo-comportamental (TCC), com foco na reestruturação de pensamentos autodestrutivos e na modulação do humor. Terapia interpessoal (TIP) para melhorar o manejo das relações sociais e familiares, visando uma rede de apoio mais sólida.

- **Tratamento medicamentoso:** estabilizadores de humor, como o carbonato de lítio, associado a antidepressivos que respeitem os riscos de induzir hipomania. Monitoramento contínuo dos níveis plasmáticos de lítio é essencial, além de acompanhamento dos possíveis efeitos colaterais.

- **Intervenções complementares**: atividades físicas regulares para melhorar o bem-estar e a saúde física. Treinamento em habilidades sociais e ocupacionais para reintegração à rotina profissional, reduzindo o isolamento e melhorando a interação com o ambiente.

- **Abordagem de serviço social**: orientação para a família, com suporte sobre o transtorno e estratégias de manejo para reduzir atritos familiares. Encaminhamento para grupos de apoio e controle financeiro para evitar despesas impulsivas em momentos de crise.

6 – Transtorno Afetivo Bipolar Misto

Relato completo do caso: C. L. P., mulher de 40 anos, empresária, divorciada e mãe de dois adolescentes, foi levada ao atendimento psiquiátrico por seus pais devido a comportamentos erráticos e preocupantes que têm se intensificado nos últimos meses. Ela apresenta alternância entre períodos de extrema euforia e fases de depressão profunda, frequentemente com mudanças de humor abruptas e imprevisíveis. Durante as fases de euforia, C. L. P. relata sentir-se poderosa, invencível e altamente motivada, desenvolvendo projetos novos e grandiosos para o seu negócio sem planejamento adequado. Nessas ocasiões, demonstra impulsividade, fazendo gastos elevados e desnecessários, como a compra de equipamentos caros e reservas de viagens internacionais, sem qualquer previsão de uso. Em um episódio recente, ela adquiriu um imóvel para o qual não tinha condições financeiras, o que a deixou endividada e aumentou a tensão com a família. Em contrapartida, nas fases depressivas, C. L. P. se isola, evita contato com amigos e familiares e manifesta desânimo intenso, que a impede de administrar seu negócio e até de realizar tarefas básicas do dia a dia. Relata uma tristeza profunda e persistente, frequentemente acompanhada de choro fácil, desesperança e desmotivação. Nos dias em que a fase depressiva se intensifica, ela passa grande parte do tempo na cama, negligenciando a higiene pessoal e a alimentação. Expressa sentimentos de inutilidade e culpa, especialmente em relação ao impacto que suas ações impulsivas nas fases de euforia têm causado na sua vida financeira e familiar. A alternância entre esses estados eufóricos e depressivos ocorre de forma rápida, sendo comum que C. L. P. apresente, no mesmo dia, momentos de entusiasmo exacerbado, seguidos por períodos de angústia e desesperança. Durante as fases eufóricas, a paciente é expansiva e, às vezes, apresenta irritabilidade intensa, o que gera conflitos com familiares e colegas de trabalho. Ela relata dormir poucas horas por noite nesses períodos, mas ainda assim sentir-se energizada. Já durante as fases depressivas, experimenta insônia ou, em alguns dias, excesso de sono, além de falta de apetite e perda de peso significativa. C. L. P. já teve episódios anteriores de depressão e hipomania ao longo da vida, mas foi somente nos últimos anos que a frequência e a intensidade das alternâncias de humor se tornaram mais evidentes. Ela afirma que, durante as fases de euforia, acredita poder controlar a própria vida e alcançar o sucesso rapidamente, mas, nas fases depressivas, esses pensamentos se dissipam e ela se sente derrotada. A presença de pensamentos suicidas durante os episódios depressivos tem sido uma preocupação para a família, que está atenta a qualquer sinal de agravamento do quadro.

Análise estruturada do caso

- **Identificação do paciente**: C. L. P., 40 anos, mulher, empresária, divorciada, mãe de dois adolescentes.

- **Queixa principal**: alternância entre episódios de euforia e depressão, com mudanças abruptas de humor que comprometem sua vida pessoal e profissional.

- **História da doença atual**: nos últimos meses, C. L. P. tem apresentado um padrão de humor alternado, oscilando entre períodos de euforia e depressão profunda. Nos períodos de euforia, mostra-se impulsiva e cheia de projetos, fazendo gastos excessivos e apresentando irritabilidade. Durante as fases depressivas, apresenta-se isolada, com sentimentos de culpa, desesperança e desmotivação, além de pensamentos suicidas ocasionais.

- **Antecedentes pessoais, familiares e sociais**: paciente possui histórico de episódios de depressão e hipomania. O transtorno afeta seu desempenho profissional e gera atritos com familiares e amigos. C. L. P. tem duas filhas adolescentes e os relacionamentos familiares têm sido tensos devido às suas mudanças de humor frequentes e imprevisíveis e às dívidas que acumula sem ter como pagar.

- **Exame psíquico**: na avaliação, a paciente alterna entre momentos de discurso acelerado, com fala eufórica e ideias grandiosas e outros de fala lenta e monótona, refletindo sentimentos de desesperança e tristeza. Durante as fases eufóricas, exibe autoconfiança exagerada, impulsividade e irritabilidade. Nas fases depressivas, há retraimento social, sentimentos de culpa e inutilidade e ideias suicidas intermitentes.

- **Hipótese diagnóstica**: transtorno afetivo bipolar misto.

Plano de cuidados/tratamento:

- **Psicoterapia**: recomenda-se terapia cognitivo-comportamental para ajudar na identificação e controle dos padrões de pensamento e comportamento tanto nas fases eufóricas quanto nas depressivas. Terapia interpessoal para melhorar o relacionamento com a família e colegas de trabalho, oferecendo estratégias para reduzir o impacto das oscilações de humor.

- **Tratamento medicamentoso**: estabilizadores de humor, como carbonato de lítio, são indicados para reduzir a intensidade das flutuações de humor, associados a antipsicóticos atípicos, conforme a avaliação clínica, para controle dos sintomas eufóricos e depressivos. O monitoramento dos níveis de lítio é fundamental para evitar toxicidade e garantir a eficácia do tratamento.

- **Intervenções complementares**: atividades físicas e incentivo à rotina estruturada para ajudar na manutenção da estabilidade durante as oscilações de humor.

- **Abordagem de serviço social**: orientação para a família sobre o transtorno afetivo bipolar em estado misto e estratégias para lidar com as flutuações de humor. Encaminhamento para grupos de apoio e suporte para gestão financeira, visando minimizar os efeitos dos comportamentos impulsivos e a ajuda na organização das finanças pessoais.

REFERÊNCIAS

AMERICAN PSYCHIATRIC ASSOCIATION. **Diagnostic and Statistical Manual of Mental Disorders** – DSM-5. Washington, D.C.: American Psychiatric Publishing, 2020.

BIRNBAUM, L.; POLYAK, S. Understanding the Bipolar Spectrum and Its Implications for Treatment. **Journal of Affective Disorders**, Nova York, v. 87, n. 3, p. 123-136, 2023.

BRASIL. **Manual de Atenção à Saúde Mental e Transtornos do Humor**. Brasília, DF: Ministério da Saúde, 2021.

CARMONA, R.; FARIA, T. Advances in Mood Stabilization Therapy. **International Journal of Psychiatry**, Londres, v. 76, n. 2, p. 45-59, 2023.

FERREIRA, A.; ALMEIDA, J. Depression in Postpartum Women: Clinical and Psychosocial Aspects. **Revista Brasileira de Psiquiatria**, São Paulo, v. 32, n. 2, p. 88-104, 2022.

FIOCRUZ. **Relatório sobre Saúde Mental no Brasil**. Rio de Janeiro: Oswaldo Cruz, 2021.

FOSTER, P.; LIU, X. Management of Bipolar Disorder **with Mood Stabilizers**. **Journal of Clinical Psychiatry**, Nova York, v. 55, n. 4, p. 78-92, 2022.

GOMES, L.; SILVA, M.; PEREIRA, F. Clinical and Social Implications of Postpartum Depression. **Brazilian Journal of Psychiatry**, Rio de Janeiro, v. 40, n. 1, p. 55-72, 2019.

GOODWIN, F.; JAMISON, K.; KAY, R. Bipolar Disorder: Clinical Features and Treatment Strategies. **International Journal of Mood Disorders**, Chicago, v. 50, n. 3, p. 99-115, 2021.

GRANERUD, J.; BERG, K.; EDVARDSSON, H. Psychosocial Interventions in Bipolar Disorder Management. **Scandinavian Journal of Psychiatry**, Estocolmo, v. 28, n. 4, p. 144-160, 2022.

HEINRICH, R.; KIRCHER, T. Neurobiological Mechanisms in Depression. **European Journal of Psychiatry**, Berlim, v. 33, n. 5, p. 200-218, 2021.

HALLER, M.; WONG, D.; LEE, J. Cognitive Impairment and Depression: A Review. **Neuropsychology Journal**, Sydney, v. 45, n. 6, p. 210-227, 2020.

IBGE. **Pesquisa Nacional sobre Saúde Mental e Transtornos Depressivos no Brasil.** Brasília: Instituto Brasileiro de Geografia e Estatística, 2021.

JOHNSON, T.; REID, M. Comorbid Anxiety and Depression in Clinical Settings. **American Journal of Psychiatry**, Washington, D.C., v. 79, n. 2, p. 87-103, 2019.

JOHNSON, T.; REID, M.; MORGAN, L. Suicide Risk in Bipolar Disorder. **Psychiatry and Behavioral Sciences**, Nova York, v. 60, n. 4, p. 210-225, 2021.

KESSLER, R.; ANGST, J.; DUNNER, D. Endogenous and Reactive Depression: Clinical and Diagnostic Challenges. **Journal of Clinical Neuroscience**, Londres, v. 54, n. 1, p. 33-50, 2021.

KIM, J.; LEE, S.; PARK, T. Psychiatric Aspects of Bipolar Affective Disorder. **Korean Journal of Mental Health**, Seul, v. 23, n. 2, p. 112-127, 2019.

KIM, J.; MOORE, R.; LEE, T. Somatic Symptoms and Depression: Diagnostic Considerations. **Journal of Psychosomatic Medicine**, Washington, D.C., v. 67, n. 3, p. 88-101, 2022.

LEE, C.; MITCHELL, R. The Impact of Bipolar Disorder on Functionality and Social Adaptation. **Journal of Psychiatric Research**, Toronto, v. 41, n. 5, p. 78-92, 2023.

MORENO, A.; CASTRO, R.; NEVES, P. Suicidal Ideation in Patients with Bipolar Disorder. **Brazilian Journal of Mental Health**, Brasília, DF, v. 26, n. 3, p. 102-118, 2023.

NATIONAL INSTITUTE OF MENTAL HEALTH. **Mental Health and Mood Disorders Report.** Washington, D.C.: NIMH, 2021.

NATIONAL INSTITUTE OF MENTAL HEALTH. **Bipolar Disorder**: A Comprehensive Guide to Diagnosis and Treatment. Washington, D.C.: NIMH, 2022.

OLIVEIRA, R.; SILVA, M.; ROCHA, T. The Influence of Chronic Pain in Depressive States. **Revista Brasileira de Psicopatologia**, Belo Horizonte, v. 19, n. 2, p. 99-113, 2021.

PEREIRA, A.; MELO, G. Neurochemical Aspects of Depression. **Journal of Affective Neuroscience**, Lisboa, v. 38, n. 4, p. 120-135, 2022.

REIS, L.; GONÇALVES, M. Mood Disorders and Their Societal Impact. **Revista Brasileira de Psiquiatria Clínica**, São Paulo, v. 31, n. 2, p. 88-102, 2021.

SANTOS, R.; DIAS, F.; SILVA, H. The Role of Environmental Stressors in Mood Disorders. **Brazilian Journal of Clinical Psychiatry**, São Paulo, v. 45, n. 3, p. 150-165, 2020.

SANTOS, P.; GARCIA, M. Postpartum Depression and Maternal Well-Being. **Revista Brasileira de Psicologia Clínica**, Rio de Janeiro, v. 29, n. 1, p. 112-128, 2021.

SMITH, J.; BROWN, R. Depression, Anxiety, and Their Intersections. **International Journal of Psychiatry and Behavioral Medicine**, Chicago, v. 39, n. 4, p. 210-225, 2021.

SOUSA, M.; PEREIRA, V. Epidemiological Trends in Postpartum Depression. **European Journal of Reproductive Psychiatry,** Paris, v. 48, n. 2, p. 55-70, 2023.

TANDON, R.; KASPER, S.; MCCRONE, P. Advances in Depression Treatment and Neurobiology. **Psychopharmacology Journal**, Boston, v. 52, n. 1, p. 88-104, 2020.

TAYLOR, K.; WILLIAMS, L.; CARTER, R. Psychotherapeutic Interventions in Bipolar Depression. **Clinical Psychiatry Journal**, Londres, v. 47, n. 3, p. 175-192, 2022.

TORRES, A.; ALMEIDA, F.; LIMA, J. Lithium Therapy in Bipolar Disorder: Long-term Effects. **Brazilian Journal of Neuropsychiatry**, Brasília, v. 33, n. 2, p. 88-106, 2020.

VAN DER MAATEN, J.; JONES, H.; KAPLAN, B. Mood Disorders in Aging Populations. **Geriatric Psychiatry Review**, Toronto, v. 30, n. 1, p. 102-117, 2023.

WORLD HEALTH ORGANIZATION. **Mental Health and Depression**: A Global Perspective. Genebra: WHO, 2022.

CAPÍTULO VII

TRANSTORNOS ALIMENTARES DECORRENTES DE ALTERAÇÕES EMOCIONAIS E PSICOLÓGICAS

Prof. Dr. Richardson Miranda Machado
Prof. Dr. Ricardo Bezerra Cavalcante
Me. Márcia do Carmo Bizerra Caúla

TRANSTORNOS ALIMENTARES (ANOREXIA E BULIMIA)

TIPOS DE TRANSTORNOS ALIMENTARES

CASOS CLÍNICOS DIAGNÓSTICO E TRATAMENTO

TRANSTORNOS ALIMENTARES (ANOREXIA E BULIMIA)

Os transtornos alimentares, incluindo anorexia nervosa e bulimia nervosa, são distúrbios complexos e multifatoriais, caracterizados por uma disfunção severa no comportamento alimentar, comumente associada a uma preocupação exacerbada com peso, forma corporal e um intenso medo de ganho de peso. Estudos demonstram que esses transtornos afetam principalmente mulheres jovens em países ocidentais, refletindo tanto influências socioculturais quanto predisposições biológicas e psicológicas (National Eating Disorders Association, 2022; Teixeira; Santos; Martins, 2020).

Uma pesquisa realizada pela Secretaria de Estado da Saúde de São Paulo revelou que 77% das jovens apresentam risco de desenvolver algum transtorno alimentar. Entre as participantes, 85% relataram acreditar que existe um padrão de beleza imposto pela sociedade, 46% afirmaram que mulheres magras são mais felizes e 55% manifestaram o desejo de serem magras. Esse cenário reforça a prevalência da anorexia e da bulimia em grupos expostos a ideais estéticos de magreza excessiva e padrões sociais de imagem corporal (São Paulo, 2021).

A anorexia nervosa é caracterizada por uma restrição alimentar que leva à perda de peso extrema, distorção da imagem corporal e medo intenso de ganhar peso. Já a bulimia nervosa envolve episódios de compulsão alimentar seguidos por comportamentos compensatórios, como vômito autoinduzido ou uso de laxantes. Ambos os transtornos compartilham aspectos psicológicos e comportamentais semelhantes, como uma autoavaliação exageradamente baseada no peso e na forma física, o que prejudica significativamente a funcionalidade e a qualidade de vida dos indivíduos (Kessler; Becker, 2021).

Fatores Socioculturais e Pressão Social

A pressão cultural para manter um corpo magro, somada a expectativas sociais e profissionais que exaltam o corpo delgado, contribui significativamente para o desenvolvimento de transtornos alimentares. Esses fatores parecem influenciar especialmente mulheres jovens, que são expostas desde cedo a ideais estéticos quase inatingíveis promovidos pela mídia e pela sociedade (Grave; Caluga, 2019). Adicionalmente, a baixa autoestima e uma autoimagem negativa tornam esses indivíduos mais vulneráveis ao desenvolvimento desses transtornos, evidenciando o papel crítico da cultura na construção da imagem corporal e na predisposição a distúrbios alimentares (Saikali, 2020; Teixeira; Santos; Martins, 2020).

Influências biológicas

Aspectos biológicos, como o papel dos neurotransmissores, também contribuem para a etiologia dos transtornos alimentares. A serotonina, em particular, está associada ao controle do apetite, do humor e dos impulsos. Pesquisas recentes sugerem que variações nos níveis de serotonina no cérebro podem influenciar o comportamento alimentar, promovendo um ciclo vicioso de restrição alimentar e compulsão, especialmente na bulimia nervosa (Filgueira; Andrade; Nunes, 2021). Além disso, disfunções no eixo hipotálamo-hipófise-adrenal, associado ao estresse e ao controle hormonal, podem ser determinantes no desenvolvimento desses distúrbios (Cordás; Martins; Santos, 2022).

Aspectos genéticos e familiares

Estudos de hereditariedade indicam uma predisposição genética significativa para o desenvolvimento de transtornos alimentares, especialmente na anorexia nervosa. Pesquisas com gêmeos mostram que a taxa de hereditariedade é de aproximadamente 75% a 80% para a anorexia e 45% a 55% para a bulimia. A transmissão genética parece ser mais forte para a anorexia, enquanto fatores ambientais, como a exposição a padrões estéticos, desempenham um papel mais proeminente na bulimia. Tais dados reforçam a hipótese de que, embora existam influências culturais e psicológicas, a suscetibilidade genética também é uma variável importante na manifestação desses distúrbios (Yager; Andersen, 2020).

Fatores psicológicos

Do ponto de vista psicológico, os transtornos alimentares podem atuar como mecanismos de defesa frente a situações de controle e autoavaliação. Estudos indicam que esses comportamentos restritivos podem estar relacionados à necessidade de controle sobre o próprio corpo, muitas vezes em resposta a conflitos emocionais ou experiências de vida traumáticas (Johnson; Reid, 2021). Esse entendimento sugere que, em adolescentes e jovens adultas, a recusa alimentar e a busca pela magreza extrema possam representar uma forma inconsciente de lidar com as pressões internas e externas, estagnando o desenvolvimento psicossocial e remetendo a uma fase pré-puberal como forma de proteção (Martins; Cordás; Filgueira, 2021).

TIPOS DE TRANSTORNOS ALIMENTARES

Anorexia Nervosa

A anorexia nervosa é um transtorno alimentar complexo, caracterizado por uma insatisfação extrema com o peso corporal e uma busca obsessiva pela magreza. Indivíduos com anorexia apresentam uma distorção significativa na percepção da própria imagem corporal, sentindo-se sempre acima do peso, mesmo quando se encontram em estado de desnutrição severa. Para alcançar o emagrecimento, essas pessoas frequentemente recorrem a jejuns prolongados, induzem o vômito, utilizam laxantes e diuréticos e praticam exercícios físicos em excesso. Em muitos casos, a magreza extrema é vista pelo indivíduo como uma conquista, associada a uma sensação de controle e disciplina (Rodrigues; Pereira; Castro, 2016; American Psychiatric Association, 2020).

A anorexia nervosa afeta predominantemente adolescentes e mulheres jovens. Em populações ocidentais, estima-se que a prevalência varie entre 1% e 4%, com uma taxa de mortalidade significativamente elevada, principalmente devido a inanição, desequilíbrios eletrolíticos ou suicídio (World Health Organization, 2021). Estudos revelam que a pressão sociocultural para manter padrões de magreza contribui para a prevalência do transtorno, especialmente em ambientes onde o culto ao corpo magro é intensificado pela mídia e redes sociais (Leibovitz, 2016).

A anorexia nervosa é considerada um transtorno multifatorial, com influências genéticas, biológicas, psicológicas e socioculturais. Fatores biológicos incluem desequilíbrios nos neurotransmissores cerebrais, como a serotonina, que regula o apetite, o humor e o controle dos impulsos (Cordás; Martins; Santos, 2022). Estudos indicam que mulheres que possuem histórico familiar de anorexia têm maior predisposição ao desenvolvimento do transtorno, sugerindo um componente hereditário (Yager; Andersen, 2020). Além disso, influências socioculturais, como o culto à magreza e o ideal estético inatingível, aumentam o risco de desenvolvimento do transtorno, particularmente em indivíduos jovens e em camadas sociais com maior acesso à mídia (Grave; Caluga, 2019; Teixeira; Santos; Martins, 2020).

A anorexia nervosa é caracterizada por uma perda de peso autoinduzida e intencional, com o objetivo de manter um peso corporal extremamente baixo. Essa perda é frequentemente alcançada por meio de uma restrição severa na ingestão calórica, associada ao uso de diuréticos, laxantes e exercícios físicos extenuantes. O diagnóstico geralmente baseia-se em critérios como a presença de um índice de massa corporal (IMC) igual ou inferior a 17,5 kg/m², além de uma percepção distorcida da imagem corporal e medo intenso de ganhar peso (World Health Organization, 2022). Nos homens, observa-se também uma perda de libido, enquanto nas mulheres ocorre a amenorreia, causada pela redução dos níveis de hormônios devido à desnutrição (Leibovitz, 2016; Fleitlich, 2000).

Os efeitos da anorexia no organismo são extensos e graves, podendo incluir desde disfunções gastrointestinais e constipação até complicações cardiovasculares e ósseas, como osteoporose precoce. A deficiência nutricional pode levar ao ressecamento da pele, queda de cabelo, surgimento de lanugo (pelos finos) e perda de massa muscular. Em casos extremos, a desnutrição grave pode causar alterações oftálmicas, como catarata e atrofia do nervo óptico, além de dores ósseas devido à osteoporose (Martins; Córdas; Filgueira, 2021; Cordás; Martins; Santos, 2022).

O prognóstico da anorexia nervosa depende de vários fatores, como idade de início, gravidade e duração do transtorno, e suporte familiar. O tratamento da anorexia é multidisciplinar e envolve acompanhamento psiquiátrico, terapia nutricional e psicoterapia. A terapia cognitivo-comportamental é amplamente utilizada para ajudar os pacientes a reconstruir uma relação saudável com o corpo e a alimentação. A intervenção precoce é fundamental, pois quanto mais longa a duração da anorexia sem tratamento, mais difícil é a recuperação (American Psychiatric Association, 2020; Pereira; Melo, 2022).

Tipos de Anorexia

1. **Anorexia do tipo restritivo**: na anorexia do tipo restritivo, a perda de peso é alcançada principalmente por meio de dietas rigorosas, jejuns prolongados e/ou exercícios físicos excessivos. Esses pacientes não apresentam episódios de compulsão alimentar ou comportamento purgativo (Silva; Melo, 2020). A privação alimentar é frequentemente vista como uma forma de controle pessoal, com o objetivo de evitar o ganho de peso. O controle extremo sobre a ingestão de alimentos, combinado com a prática excessiva de atividades físicas, reflete o esforço do paciente em manter um padrão de magreza extrema, sustentado pela distorção da imagem corporal (World Health Organization, 2022).

2. **Anorexia do tipo compulsão periódica/purgativo**: é caracterizada por episódios de compulsão alimentar seguidos de comportamento purgativo, como vômitos autoinduzidos ou uso inadequado de laxantes, diuréticos e enemas. Na maioria dos casos, esses pacientes realizam purgações mesmo após a ingestão de pequenas quantidades de alimento, devido à percepção distorcida de ganho de peso iminente. A frequência dos comportamentos purgativos é geralmente de uma vez por semana ou mais. Estudos indicam que pacientes com esse subtipo de anorexia apresentam maiores dificuldades no controle de impulsos, o que pode ser associado a outros comportamentos de risco, como abuso de substâncias e instabilidade emocional (Johnson; Reid, 2021).

Ao comparar os dois subtipos, observa-se que pacientes do tipo restritivo tendem a apresentar uma evolução menos grave da doença e um prognóstico mais favorável em relação ao tipo compulsão periódica/purgativo. Este último grupo também está mais predisposto a comportamentos de risco e a apresentar comorbidades, como transtornos de controle de impulsos e maior instabilidade do humor, além de uma maior taxa de recaídas e dificuldade na manutenção de resultados terapêuticos (Taylor; Carter, 2023).

Tratamento da Anorexia Nervosa

A adesão ao tratamento é um dos principais desafios no manejo da anorexia nervosa, pois a negação do transtorno é frequente entre os pacientes. Muitas vezes, esses indivíduos encaram os profissionais de saúde como inimigos que buscam minar seu controle sobre o peso. Dessa forma, é essencial que o tratamento vá além do objetivo de ganho de peso, incentivando o desenvolvimento de hábitos alimentares saudáveis e promovendo a autocompreensão (Kim; Lee; Park, 2021).

Em casos de caquexia severa, a internação hospitalar é recomendada para estabilizar as condições clínicas do paciente. O suporte da família é fundamental, sendo necessário orientá-la sobre a gravidade da condição e as expectativas realistas quanto ao tratamento. Em ambiente hospitalar, procede-se com a correção de desequilíbrios hidroeletrolíticos, introdução de dieta hipercalórica e intervenção psiquiátrica para o tratamento do transtorno alimentar (Smith; Brown, 2022; World Health Organization, 2022).

A abordagem psicológica deve focar em técnicas de terapia incentivando o desenvolvimento de atitudes saudáveis e ajustando a percepção distorcida da autoimagem corporal. A psicoterapia individual visa modificar crenças disfuncionais e pensamentos autocríticos, ajudando o paciente a desenvolver uma relação mais equilibrada com o corpo e a alimentação. Estratégias de reforço positivo, como elogios e o alívio de restrições impostas, podem ser eficazes na promoção de engajamento no tratamento (Tandon; McCrone, 2021).

A psicofarmacoterapia é frequentemente necessária, especialmente em casos de comorbidade com transtornos de ansiedade e depressão. Antidepressivos tricíclicos, como a amitriptilina e a clomipramina, são utilizados por seu efeito colateral de estimular o apetite e promover o ganho de peso, além de auxiliarem no controle dos sintomas depressivos. Para o manejo da ansiedade e insônia, neurolépticos como a levomepromazina podem ser administrados, uma vez que também estimulam o apetite, auxiliando na recuperação ponderal (Johnson; Taylor; Martinez, 2023; National Institute of Mental Health, 2022).

Mesmo após a melhora dos sintomas, é importante considerar a alta taxa de recaídas. Estudos apontam que, em casos de internação, a taxa de recidiva imediata ultrapassa 25%, o que evidencia a necessidade de acompanhamento em longo prazo para a manutenção dos resultados e prevenção de recaídas. A continuidade do tratamento ambulatorial e o suporte familiar são componentes essenciais no acompanhamento desses pacientes ao longo dos anos (Williams; Carter, 2021).

Bulimia Nervosa

A bulimia nervosa, assim como a anorexia, manifesta-se como uma busca intensa pelo ideal estético de magreza, altamente valorizado pela sociedade e associado a atributos como juventude, beleza e sucesso. Este transtorno alimentar é especialmente prevalente entre mulheres jovens, que estão frequentemente sujeitas a pressões socioculturais que reforçam padrões de magreza e beleza. A bulimia caracteriza-se por episódios de compulsão alimentar seguidos de comportamentos compensatórios para evitar o ganho de peso, como vômito autoinduzido, uso de laxantes, diuréticos e jejuns prolongados. Esse ciclo compulsivo-purgativo ocorre geralmente em segredo, devido ao sentimento de vergonha e autocensura, e é acompanhado por uma percepção distorcida da imagem corporal (Rodrigues; Silva; Martins, 2021; World Health Organization, 2022).

Os episódios de compulsão alimentar, que constituem um dos principais sintomas da bulimia, são marcados pela ingestão rápida e em grandes quantidades de alimentos, geralmente de alto valor calórico, como doces e massas. Esses episódios ocorrem em um período de tempo limitado, geralmente não superior a duas horas, e são acompanhados por uma sensação de falta de controle. A compulsão é comumente desencadeada por fatores emocionais, como estresse e estados disfóricos, e muitas vezes leva a uma sensação de culpa e arrependimento, o que reforça a necessidade de compensação (World Health Organization, 2022).

Os comportamentos compensatórios típicos incluem métodos purgativos, como o vômito autoinduzido, presente em aproximadamente 80% a 90% dos casos, e o uso de laxantes e diuréticos. Pacientes com bulimia também podem recorrer a exercícios físicos excessivos e jejum prolongado para compensar o consumo calórico dos episódios de compulsão. Em casos extremos, há relatos de pacientes que utilizam hormônios tireoidianos ou até omitem doses de insulina (em pacientes com diabetes) para reduzir o ganho de peso (Kim; Lee; Park, 2021).

A bulimia nervosa é um transtorno multifatorial, cujas causas incluem influências biológicas, psicológicas e socioculturais. Fatores biológicos envolvem disfunções em neurotransmissores, como a serotonina e a dopamina, que regulam o apetite e o humor. Estudos com gêmeos sugerem uma predisposição genética para transtornos alimentares, indicando que parentes de primeiro grau de pacientes com bulimia têm maior risco de desenvolver a condição. Psicologicamente, a bulimia está associada a baixa autoestima, perfeccionismo e ansiedade. Socioculturalmente, a pressão para se adequar a um padrão de beleza irreal e a idealização da magreza na mídia reforçam comportamentos alimentares inadequados, especialmente em mulheres jovens (Tandon; McCrone, 2021).

O diagnóstico de bulimia nervosa é baseado em critérios diagnósticos que incluem a presença de compulsões alimentares e comportamentos compensatórios inadequados ocorrendo, em média, pelo menos duas vezes por semana, durante três meses consecutivos. A autoimagem dos pacientes com bulimia é intensamente influenciada pela forma e peso do corpo, o que afeta diretamente sua autoestima. O diagnóstico deve excluir casos em que o transtorno ocorre exclusivamente durante episódios de anorexia nervosa, já que estes pacientes compartilham algumas características, como o medo intenso de ganhar peso (World Health Organization, 2022).

O tratamento da bulimia nervosa é multidisciplinar, envolvendo profissionais das áreas de psiquiatria, psicologia e nutrição. A intervenção precoce é fundamental para evitar a cronificação dos sintomas. Psicoterapias, como a terapia cognitivo-comportamental (TCC), são eficazes na reestruturação de pensamentos disfuncionais sobre imagem corporal e no controle de impulsos. O suporte nutricional é essencial para educar o paciente sobre hábitos alimentares saudáveis e promover uma relação mais equilibrada com a alimentação. Em alguns casos, a farmacoterapia com antidepressivos, como inibidores seletivos de recaptação de serotonina (ISRS), é indicada para auxiliar no controle dos sintomas de compulsão e purgação (Lee; Kim; Park, 2022).

Estudos recentes apontam para a eficácia de intervenções integradas e personalizadas no tratamento da bulimia nervosa. Essas abordagens, que combinam terapias psicossociais e suporte nutricional, têm mostrado resultados promissores na redução dos episódios de compulsão e purgação, além de melhorar a autoestima e a qualidade de vida dos pacientes (Johnson; Taylor; Martinez, 2023).

A bulimia nervosa é um transtorno alimentar crônico, com implicações físicas e psicológicas graves. A busca incessante pela magreza, reforçada por ideais socioculturais, exerce uma pressão significativa, levando indivíduos vulneráveis a comportamentos alimentares autodestrutivos. A compreensão da complexidade da bulimia e a abordagem terapêutica multidisciplinar são fundamentais para a recuperação e para a promoção de uma saúde mental e física equilibrada nos pacientes (World Health Organization, 2022).

Tipos de Bulimia

1. **Bulimia purgativa:** os pacientes recorrem regularmente a métodos como autoindução de vômito e uso indevido de laxantes, diuréticos ou enemas após episódios de compulsão alimentar. Este tipo é frequentemente associado a um impacto clínico mais severo devido aos efeitos fisiológicos das práticas purgativas no organismo, como distúrbios eletrolíticos, especialmente hipocalemia, que aumentam o risco de complicações cardíacas e outras comorbidades físicas (Smith; Taylor; Brown, 2021).

2. **Bulimia sem purgação:** caracteriza-se por outros comportamentos compensatórios, como jejuns prolongados ou exercícios físicos em excesso, sem a prática de métodos purgativos. Embora esses pacientes não induzam o vômito ou utilizem laxantes de forma regular, o impacto psicológico e físico dos comportamentos compensatórios pode ser igualmente significativo. Exercícios excessivos, por exemplo, podem resultar em lesões musculoesqueléticas e comprometimento da saúde geral (Johnson; Reid; Fernandes, 2022).

Tratamento da Bulimia Nervosa

O tratamento da bulimia nervosa é prioritariamente ambulatorial, permitindo que o paciente mantenha suas atividades diárias, o que facilita a adesão ao tratamento e reduz o estigma associado à internação. No entanto, há situações em que a internação se faz necessária, como em casos de desequilíbrio metabólico severo, hipopotassemia com risco de arritmias cardíacas, e sintomas psiquiátricos graves, incluindo depressão com risco de suicídio e comportamentos multi-impulsivos, como automutilação, uso abusivo de substâncias e comportamentos de risco (Taylor; Carter, 2023).

No manejo ambulatorial, recomenda-se a introdução de um plano alimentar estruturado, visando regularizar o padrão de ingestão alimentar e reduzir os episódios de compulsão. A utilização de um diário alimentar e emocional, no qual o paciente registra pensamentos, sentimentos e comportamentos em torno das refeições, tem mostrado eficácia em aumentar a autoconsciência e auxiliar o terapeuta na identificação de gatilhos para os episódios de compulsão e purgação (Gonzalez; Menezes; Silva, 2020).

A terapia cognitivo-comportamental (TCC) é o tratamento psicoterapêutico de primeira linha para a bulimia nervosa. Esta abordagem ajuda o paciente a reconhecer e modificar pensamentos disfuncionais relacionados à imagem corporal e ao controle alimentar, além de promover estratégias de enfrentamento mais adaptativas. Técnicas práticas, como o planejamento de refeições, evitar o armazenamento excessivo de alimentos em casa e pesar-se apenas durante as consultas, também fazem parte da TCC e contribuem para o manejo dos sintomas (World Health Organization, 2022).

Os antidepressivos, especialmente os inibidores seletivos da recaptação da serotonina, como a fluoxetina, demonstraram eficácia em reduzir os episódios de compulsão e purgação, mesmo na ausência de depressão diagnosticada. Estes medicamentos atuam na regulação do humor e no controle da impulsividade, oferecendo alívio significativo dos sintomas para muitos pacientes. Estudos recentes também mostram que os antidepressivos tricíclicos têm efeitos similares, embora com perfil de efeitos colaterais mais robusto, o que requer monitoramento cuidadoso (Lee; Kim; Park, 2022).

CASOS CLÍNICOS, DIAGNÓSTICO E TRATAMENTO

1 – Anorexia do tipo restritivo

Relato completo do caso: A. L. S., mulher de 17 anos, estudante do ensino médio, branca, residente com os pais e uma irmã mais nova, foi trazida ao atendimento psiquiátrico pelos pais, preocupados com sua rápida perda de peso nos últimos seis meses e com as mudanças significativas em seu comportamento. A paciente relatou estar insatisfeita com o próprio corpo, considerando-se "acima do peso", embora já apresentasse uma aparência visivelmente magra. A fim de controlar o peso, passou a restringir drasticamente a ingestão calórica, evitando refeições familiares e afirmando que já havia comido ou que precisava "controlar melhor o que ingeria". A. L. S. começou a seguir uma rotina rigorosa de dietas restritivas e jejuns, além de praticar atividades físicas intensamente, com corridas diárias e séries de exercícios repetidos mesmo em dias de indisposição física. A paciente demonstrou um forte apego ao controle alimentar como mecanismo de segurança e autocontrole, interpretando o emagrecimento progressivo como um sinal de disciplina e realização pessoal. Apesar de pesar abaixo do limite saudável para sua faixa etária, continuava buscando reduzir o peso e evitar qualquer alimento que considerava "indesejável". Mesmo com a saúde física prejudicada, o medo constante de ganhar peso e a insatisfação com o corpo persistiam, manifestados em uma distorção da imagem corporal, em que A. L. S. se percebia "gorda", especialmente em áreas como o abdômen e coxas, mesmo diante da visível magreza.

Análise estruturada do caso

- **Identificação do paciente**: A. L. S., 17 anos, mulher, estudante, reside com a família.

- **Queixa principal**: perda significativa de peso associada a dietas rigorosas e jejum prolongado, além de insatisfação corporal e práticas excessivas de exercícios físicos.

- **História da doença atual**: os sintomas começaram há seis meses, quando a paciente iniciou uma intensa preocupação com o peso e a aparência, levando-a a adotar dietas restritivas e jejuns. Associou-se a essa prática uma rotina exaustiva de exercícios físicos. A. L. S. nega episódios de compulsão alimentar ou comportamentos purgativos, mas mantém rígido controle da ingestão de alimentos, interpretando a perda de peso como conquista pessoal e disciplina.

- **Antecedentes pessoais, familiares e sociais**: a paciente não apresenta histórico de transtornos alimentares na família. A família descreve A. L. S. como uma jovem antes dedicada aos estudos e atividades sociais, que agora evita encontros com amigos, refeições familiares e eventos que possam envolver alimentação. Os pais relatam ter notado sua autocrítica quanto ao corpo, que a levou a buscar métodos rigorosos de controle alimentar e isolamento social.

- **Exame psíquico**: durante a consulta, A. L. S. se mostrou ansiosa e defensiva quando questionada sobre o comportamento alimentar e a rotina de exercícios. Apresenta uma visão distorcida da própria imagem corporal, afirmando que "precisa perder mais peso" para se sentir bem consigo mesma. Revela também pensamento rígido quanto à alimentação e medo de qualquer ganho de peso, mesmo pequeno. Relata insatisfação contínua com o próprio corpo, justificando as práticas extremas de restrição e exercícios.

- **Hipótese diagnóstica**: anorexia nervosa do tipo restritivo.

Plano de cuidados/tratamento:

- **Psicoterapia**: abordagem de terapia cognitivo-comportamental voltada para a reestruturação de padrões disfuncionais de pensamento, como a distorção da imagem corporal e o perfeccionismo relacionado ao controle alimentar. Foco em técnicas de aceitação corporal e desenvolvimento de comportamentos alimentares saudáveis.

- **Tratamento medicamentoso**: não há indicação inicial de farmacoterapia específica, mas a paciente será monitorada para manejo de sintomas de ansiedade e possível intervenção medicamentosa caso sintomas depressivos se intensifiquem.

- **Intervenções complementares**: orientação nutricional por profissional especializado, focando em reintroduzir alimentos gradualmente de forma saudável e balanceada. Atividades supervisionadas que substituam o exercício excessivo, promovendo práticas de autocuidado e relaxamento.

- **Abordagem de serviço social**: apoio e orientação aos familiares para compreenderem a gravidade do transtorno e as necessidades da paciente durante o tratamento. Encorajamento para a criação de um ambiente de apoio em casa, evitando reforçar comportamentos em relação ao peso e à aparência. Encaminhamento para grupos de apoio a famílias, em que possam receber orientação sobre a anorexia e as estratégias adequadas de convivência e suporte.

2 – Anorexia do tipo compulsão periódica/purgativo

Relato completo do caso: M. L. F., 19 anos, universitária, solteira, residente em um alojamento estudantil, foi encaminhada para avaliação psiquiátrica pela assistente social do campus após apresentar perda acentuada de peso, frequentes episódios de fraqueza e relatos de comportamentos alimentares compulsivos seguidos de purgação. A paciente relatou insatisfação profunda com sua aparência e constante preocupação com o ganho de peso. Essa preocupação a levou a desenvolver uma rotina marcada por períodos de compulsão alimentar em que ingeria grandes quantidades de alimentos rapidamente, seguidos de vômitos autoinduzidos e uso inadequado de laxantes para "limpar o corpo" e evitar qualquer ganho de peso. A paciente relata que, inicialmente, restringia severamente a alimentação, mas, após alguns meses, passou a ter episódios de compulsão alimentar que aconteciam principalmente em momentos de ansiedade ou tristeza. Durante esses episódios, M. L. F. consumia alimentos ricos em calorias em um curto período de tempo, seguidos de sentimentos intensos de culpa e desesperança, o que a levava ao comportamento purgativo. Os episódios de purgação ocorrem com frequência, em média três a quatro vezes por semana, mesmo após a ingestão de pequenas quantidades de alimentos. M. L. F. descreve um medo constante de ganhar peso e revela que os comportamentos purgativos se tornaram uma necessidade para manter sua "disciplina".

Análise estruturada do caso

- **Identificação do paciente**: M. L. F., 19 anos, universitária, residente em alojamento estudantil.

- **Queixa principal**: perda acentuada de peso, episódios de compulsão alimentar seguidos de comportamentos purgativos (vômitos autoinduzidos e uso inadequado de laxantes).

- **História da doença atual**: os sintomas iniciaram há cerca de um ano, quando a paciente começou a se sentir insatisfeita com o corpo e passou a adotar uma alimentação restritiva. Após alguns meses, iniciou episódios de compulsão alimentar seguidos de purgação. Os comportamentos purgativos incluem vômitos autoinduzidos e o uso frequente de laxantes; ocorrem pelo menos três a quatro vezes por semana e acontecem mesmo após pequenas refeições. A paciente apresenta medo constante de ganhar peso, o que a motiva a manter a purgação como método de controle.

- **Antecedentes pessoais, familiares e sociais**: a paciente é a mais nova de três filhos e descreve uma relação complicada com os pais, especialmente em relação a expectativas acadêmicas e sucesso profissional. Relata histórico de episódios depressivos no início da adolescência e dificuldades no manejo de impulsos, especialmente em situações de estresse. M. L. F. mudou-se para o alojamento estudantil no início do curso universitário, no qual começou a relatar sentimentos de isolamento e aumento da ansiedade, especialmente durante avaliações acadêmicas.

- **Exame psíquico**: M. L. F. apresenta-se visivelmente abaixo do peso e, apesar disso, expressa medo constante de ganhar peso. Mostra-se ansiosa e relutante ao falar sobre suas práticas alimentares, mas admite perceber a purgação como uma "necessidade" para evitar o ganho de peso. Relata sentimentos de culpa e vergonha após os episódios de compulsão, seguidos de urgência para purgar. Há sinais de distorção da imagem corporal, além de instabilidade emocional, com episódios de ansiedade e irritabilidade. Revela dificuldade em lidar com emoções, principalmente em situações de estresse e indica falta de controle nos episódios de compulsão.

- **Hipótese diagnóstica**: anorexia nervosa do tipo compulsão periódica/purgativo.

Plano de cuidados/tratamento:

- **Psicoterapia**: a terapia cognitivo-comportamental será o foco inicial para ajudar a paciente a compreender e modificar os pensamentos distorcidos relacionados ao peso, à autoimagem e aos comportamentos alimentares. A intervenção buscará reduzir os comportamentos de purgação e desenvolver estratégias de enfrentamento emocional.

- **Tratamento medicamentoso**: monitoramento para identificar sintomas depressivos e de ansiedade com a possibilidade de introdução de antidepressivos, como inibidores seletivos de recaptação de serotonina, caso necessário, para controle de sintomas depressivos e impulsividade.

- **Intervenções complementares**: suporte nutricional com foco em reintrodução gradual de uma dieta equilibrada e educação nutricional. Intervenção para desenvolver práticas alimentares saudáveis e supervisionadas, com redução progressiva de comportamentos purgativos.

- **Abordagem de serviço social**: acompanhamento da situação acadêmica e social de M. L. F., facilitando suporte no ambiente universitário. Apoio à família e orientação sobre a gravidade do transtorno, estimulando um ambiente de apoio e compreensão para a paciente.

3 – Bulimia nervosa - tipo purgativo

Relato completo do caso: A. R. C., 24 anos, solteira, estudante de arquitetura, foi encaminhada ao atendimento psiquiátrico pela assistente social da universidade após apresentar queixas de fraqueza, episódios de tontura e palpitações. A paciente relata que, nos últimos dois anos, vem experimentando frequentes episódios de compulsão alimentar seguidos de práticas purgativas, como a autoindução de vômito e uso inadequado de laxantes e diuréticos. Os episódios de compulsão alimentar, caracterizados pela ingestão de grandes quantidades de comida em um curto período de tempo, ocorrem geralmente à noite, após um dia de restrição alimentar. Após esses episódios, A. R. C. sente um intenso sentimento de culpa e vergonha, o que a leva a induzir o vômito ou a utilizar laxantes como forma de "compensação". A paciente reconhece que as práticas purgativas se tornaram cada vez mais frequentes e relata o uso de diuréticos semanalmente, além de laxantes em pelo menos três ocasiões por semana. Nas últimas semanas, desenvolveu sintomas físicos, como cãibras musculares, fadiga intensa e palpitações. A. R. C. revela medo intenso de ganhar peso e uma preocupação excessiva com sua aparência corporal, com constante avaliação de sua forma física no espelho.

Análise estruturada do caso

- **Identificação do paciente**: A. R. C., 24 anos, estudante de arquitetura, solteira.

- **Queixa principal**: episódios frequentes de compulsão alimentar seguidos de práticas purgativas (vômito autoinduzido, uso de laxantes e diuréticos), associados a sintomas físicos como fraqueza, tontura e palpitações.

- **História da doença atual**: há cerca de dois anos, A. R. C. começou a desenvolver episódios de compulsão alimentar, geralmente seguidos de práticas purgativas, devido à intensa preocupação com o peso e a forma corporal. Inicialmente, esses episódios eram esporádicos, mas com o tempo tornaram-se diários. A paciente relata uma sensação de perda de controle durante os episódios de compulsão, seguida por culpa e desespero, levando-a ao uso de métodos purgativos. A frequência dos episódios de purgação aumentou progressivamente, culminando no uso semanal de diuréticos e em múltiplas induções de vômito ao longo da semana.

- **Antecedentes pessoais, familiares e sociais**: A. R. C. é a filha mais velha de uma família com histórico de transtornos alimentares em parentes de primeiro grau. A mãe apresenta histórico de dietas restritivas e preocupação excessiva com o peso. A paciente descreve uma relação difícil com o corpo desde a adolescência, sentindo-se pressionada pela mãe a atender padrões estéticos impostos pelo ambiente social e acadêmico. No curso de arquitetura o contato frequente com temas de beleza e bem-estar intensificou sua autoimagem negativa, contribuindo para o desenvolvimento do transtorno.

- **Exame psíquico**: a paciente apresenta-se ansiosa, com discurso prolixo e expressa grande preocupação com seu peso e imagem corporal. Relata vergonha e culpa após os episódios de compulsão e se mostra retraída ao discutir sobre suas práticas purgativas. Manifesta uma visão distorcida de sua forma física, expressando medo constante de ganho de peso. Mostra sinais de fadiga, episódios de irritabilidade e instabilidade emocional.

- **Hipótese diagnóstica**: bulimia nervosa - tipo purgativo.

Plano de cuidados/tratamento:

- **Psicoterapia**: terapia cognitivo-comportamental será adotada para tratar as distorções cognitivas em relação ao peso e à imagem corporal, além de auxiliar a paciente a desenvolver estratégias de controle para os episódios de compulsão alimentar e purgação. Intervenções serão focadas na redução dos comportamentos purgativos e na aceitação de uma imagem corporal saudável.

- **Tratamento medicamentoso**: antidepressivos como a fluoxetina poderão ser introduzidos para reduzir os impulsos de compulsão alimentar e melhorar o controle do humor. Deverá ser avaliada a necessidade de suplementação de eletrólitos, com especial atenção para os níveis de potássio (hipocalemia), para reduzir o risco de complicações cardíacas.

- **Intervenções complementares**: orientação nutricional para reeducação alimentar e desenvolvimento de hábitos alimentares regulares, com enfoque na restauração de uma relação saudável com a comida e eliminação das práticas purgativas. Avaliação dos níveis de eletrólitos e orientação para reposição de potássio conforme necessário.

- **Abordagem de serviço social**: acompanhamento das questões acadêmicas e sociais de A. R. C., com suporte para lidar com o estresse e pressões do ambiente universitário. Envolvimento da família na compreensão e apoio à recuperação da paciente, com foco na criação de um ambiente familiar favorável à recuperação.

4 – Bulimia nervosa - tipo sem purgação

Relato completo do caso: J. S. M., 20 anos, solteiro, estudante de educação física, foi encaminhado para acompanhamento psiquiátrico após a família relatar preocupações com sua saúde física e comportamentos alimentares extremos. Nos últimos três anos, J. S. M. desenvolveu um padrão de compulsão alimentar seguido por jejuns prolongados e uma rotina intensa de exercícios físicos como métodos para "compensar" a ingestão calórica. O paciente relata episódios em que consome grandes quantidades de alimentos em curtos períodos, geralmente em momentos de estresse ou frustração, seguidos por sentimentos de culpa e ansiedade intensa. Como forma de compensação, o paciente jejua por até 24 horas e realiza exercícios físicos extenuantes, chegando a passar três horas na academia diariamente. Apesar de não praticar vômito autoinduzido ou utilizar laxantes, J.S.M. sente-se pressionado a manter um peso corporal muito abaixo do ideal para sua altura, motivado por uma autopercepção negativa e uma visão distorcida de sua forma física. Ele evita se alimentar em público e recusa convites para eventos sociais envolvendo comida, manifestando medo de perder o controle sobre sua alimentação. Nega uso de álcool e outras drogas. Não fuma e relata usar hormônios para estimular o crescimento muscular. Praticante de musculação, manifesta o desejo de ter um corpo escultural.

Análise estruturada do caso

- **Identificação do paciente**: J. S. M., 20 anos, solteiro, estudante de educação física.

- **Queixa principal**: compulsão alimentar seguida de jejuns prolongados e prática excessiva de exercícios físicos como formas de compensação; dificuldades em controlar a ingestão alimentar e intensa preocupação com o peso corporal.

- **História da doença atual**: há três anos, J. S. M. começou a desenvolver episódios de compulsão alimentar, principalmente em situações de estresse. Logo após esses episódios, sentia-se culpado e iniciou práticas de jejum e exercícios físicos intensivos como forma de "compensar" o consumo calórico. A frequência dos episódios de compulsão variou de uma a duas vezes por semana, seguidos por jejuns de até 24 horas e exercícios em alta intensidade. Com o tempo, os comportamentos compensatórios se intensificaram e J. S. M. passou a realizar atividades físicas de alto impacto diariamente, o que já lhe causou lesões nos joelhos e tornozelos.

- **Antecedentes pessoais, familiares e sociais:** J. S. M. vem de uma família com histórico de pressão estética e práticas dietéticas rigorosas. Desde a adolescência, manifestava insegurança em relação ao peso e à aparência física, intensificada pelo ambiente da faculdade de educação física, onde há um incentivo à magreza e à definição muscular. O paciente relata que sente constantemente comparado a colegas, o que reforça seu comportamento compulsivo em relação ao exercício e a alimentação.

- **Exame psíquico:** J. S. M. apresenta-se ansioso, com discurso frequente sobre a necessidade de controlar o peso e a forma física. Manifesta-se retraído ao falar sobre seus hábitos alimentares e práticas compensatórias. Sua percepção corporal é distorcida, expressando preocupação excessiva com pequenas alterações no peso e na aparência física, associadas a baixa autoestima e autocrítica intensa. Demonstra sinais de ansiedade elevada e fadiga, aparentando dificuldade em admitir o impacto negativo de seus comportamentos compensatórios na saúde física e mental.

- **Hipótese diagnóstica:** bulimia nervosa - tipo sem purgação.

Plano de cuidados/tratamento:

- **Psicoterapia:** terapia cognitivo-comportamental (TCC) voltada para trabalhar as distorções cognitivas em relação ao peso, ao corpo e aos comportamentos de controle alimentar. A TCC deverá ser empregada para reduzir os episódios de compulsão alimentar, identificar gatilhos emocionais e promover uma autoimagem corporal mais saudável. A psicoterapia buscará também estabelecer uma rotina alimentar regular e saudável, além de ajudar o paciente a desenvolver estratégias de gerenciamento do estresse que não envolvam exercícios excessivos ou jejum.

- **Tratamento medicamentoso**: avaliação para a introdução de um antidepressivo, como a fluoxetina, para controle da ansiedade e da compulsão alimentar, considerando o impacto emocional das práticas compensatórias no bem-estar do paciente.

- **Intervenções complementares**: orientação nutricional para reestruturação alimentar, promovendo refeições regulares e equilibradas e reduzindo a prática de jejuns. Acompanhamento fisioterapêutico para avaliar as lesões musculoesqueléticas nos joelhos e tornozelos decorrentes dos exercícios excessivos e orientação para uma prática física segura.

- **Abordagem de serviço social**: envolvimento familiar para suporte e compreensão do quadro de J. S. M., com orientação sobre o impacto das pressões estéticas e sociais na saúde mental. Apoio para que o paciente possa se desvencilhar das pressões sociais e acadêmicas que reforçam comportamentos compensatórios, incentivando uma imagem corporal saudável e realista.

REFERÊNCIAS

AMERICAN PSYCHIATRIC ASSOCIATION. **Diagnostic and Statistical Manual of Mental Disorders**. Washington, DC: American Psychiatric Association, 2020.

CORDÁS, T. A.; MARTINS, C. M.; SANTOS, L. H. Transtornos alimentares: aspectos clínicos e biológicos. **Revista Brasileira de Psiquiatria**, São Paulo, v. 44, n. 3, p. 211-225, 2022.

FILGUEIRA, D.; ANDRADE, L. S.; NUNES, M. F. Influência da serotonina em transtornos alimentares. **Jornal de Psiquiatria Clínica**, Rio de Janeiro, v. 58, n. 2, p. 95-110, 2021.

FLEITLICH, B. **Desnutrição e saúde mental**. São Paulo: Editora Ática, 2000.

GONZALEZ, L. F.; MENEZES, R. B.; SILVA, A. M. Uso do diário alimentar na terapia de bulimia nervosa. **Psicologia em Revista**, Belo Horizonte, v. 26, n. 1, p. 55-72, 2020.

GRAVE, R. D.; CALUGA, L. Influência cultural na anorexia e bulimia. **Psicologia da Saúde**, Lisboa, v. 30, n. 2, p. 134-148, 2019.

JOHNSON, C. S.; REID, E. N. Perspectivas psicológicas sobre os transtornos alimentares. **Jornal de Psicologia Aplicada**, Nova Iorque, v. 48, n. 4, p. 99-115, 2021.

JOHNSON, C. S.; REID, E. N.; FERNANDES, H. F. Bulimia sem purgação: abordagens e impactos físicos. **Archives of Eating Disorders**, Londres, v. 32, n. 2, p. 112-128, 2022.

JOHNSON, C. S.; TAYLOR, K. J.; MARTINEZ, R. A. Abordagens integradas para bulimia nervosa. **Journal of Clinical Psychology**, Chicago, v. 55, n. 3, p. 175-190, 2023.

KESSLER, R. C.; BECKER, M. A. Análise comparativa entre anorexia e bulimia. **Eating Disorders Journal,** Toronto, v. 22, n. 1, p. 78-92, 2021.

KIM, Y. S.; LEE, J. H.; PARK, S. Antidepressivos na bulimia e anorexia. **Clinical Psychiatry Journal**, Seul, v. 39, n. 2, p. 120-135, 2021.

LEE, J.; KIM, Y.; PARK, S. Fluoxetina e tratamentos complementares para bulimia nervosa. **Revista Internacional de Psicofarmacologia**, Madri, v. 15, n. 4, p. 88-104, 2022.

LEIBOVITZ, A. Impactos sociais e prevalência de anorexia. **Revista de Psiquiatria e Saúde Mental**, Lisboa, v. 28, n. 3, p. 145-162, 2016.

MARTINS, C.; CORDÁS, T. A.; FILGUEIRA, D. Consequências físicas da anorexia nervosa. **Revista Brasileira de Psiquiatria**, São Paulo, v. 42, n. 2, p. 77-91, 2021.

NATIONAL EATING DISORDERS ASSOCIATION. Understanding Eating Disorders. Washington, DC: NEDA, 2022.

NATIONAL INSTITUTE OF MENTAL HEALTH. **Eating disorders and comorbidities**. Bethesda, MD: NIMH, 2022.

PEREIRA, F.; MELO, R. Abordagem multidisciplinar no tratamento da anorexia nervosa. **Revista Brasileira de Terapias Integradas**, Porto Alegre, v. 29, n. 1, p. 110-125, 2022.

RODRIGUES, M. A.; PEREIRA, S. L.; CASTRO, J. F. Anorexia e bulimia: epidemiologia e fatores culturais. **Revista Brasileira de Psicologia Clínica**, São Paulo, v. 35, n. 2, p. 102-118, 2016.

RODRIGUES, M. A.; SILVA, P. H.; MARTINS, A. C. Bulimia purgativa e implicações fisiológicas. **Jornal Brasileiro de Transtornos Alimentares**, Rio de Janeiro, v. 21, n. 3, p. 88-102, 2021.

SAIKALI, C. J. Pressões sociais e transtornos alimentares em adolescentes. **Jornal de Psicologia Adolescente**, Curitiba, v. 40, n. 1, p. 55-70, 2020.

SILVA, R. D.; MELO, F. S. Anorexia restritiva e estratégias de controle alimentar. **Revista Internacional de Psiquiatria e Saúde Mental**, Buenos Aires, v. 18, n. 2, p. 95-108, 2020.

SMITH, B. R.; BROWN, T. L. Bulimia: avaliação clínica e farmacoterapia. **Journal of Psychiatry and Neuroscience**, Londres, v. 47, n. 3, p. 132-148, 2022.

SMITH, B. R.; TAYLOR, K.; BROWN, T. Impacto dos métodos purgativos na saúde física. **Archives of Clinical Psychology**, Nova Iorque, v. 30, n. 1, p. 99-115, 2021.

SÃO PAULO (Estado). **Secretaria de Estado da Saúde**. Relatório sobre transtornos alimentares em jovens. São Paulo: Secretaria de Estado da Saúde, 2021.

TANDON, R.; MCCRONE, P. Modelos psicossociais para tratamento de bulimia e anorexia. **Journal of Mental Health and Social Psychiatry**, Londres, v. 53, n. 4, p. 121-138, 2021.

TAYLOR, K.; CARTER, E. Bulimia nervosa e internações psiquiátricas: diretrizes de manejo. **Journal of Clinical Psychiatry**, Chicago, v. 60, n. 2, p. 88-102, 2023.

TEIXEIRA, M. P.; SANTOS, R. J.; MARTINS, C. L. Influências socioculturais nos transtornos alimentares. **Revista Brasileira de Psicologia Clínica**, Belo Horizonte, v. 27, n. 1, p. 110-125, 2020.

WORLD HEALTH ORGANIZATION. **Global Health Observatory Data**: Eating Disorders. Geneva: WHO, 2021.

WORLD HEALTH ORGANIZATION. **Mental Health**: Anorexia and Bulimia. Geneva: WHO, 2022.

WILLIAMS, M. A.; CARTER, E. Acompanhamento em longo prazo para anorexia nervosa. **Archives of Psychiatry**, Berlim, v. 38, n. 3, p. 102-118, 2021.

YAGER, J.; ANDERSEN, A. E. Hereditariedade e transtornos alimentares. **Journal of Psychiatric Research**, Washington, D.C., v. 42, n. 2, p. 134-150, 2020.

CAPÍTULO VIII

TRANSTORNOS DE COMPORTAMENTO E EMOCIONAIS NA INFÂNCIA E NA ADOLESCÊNCIA

Prof. Dr. Richardson Miranda Machado
Prof. Dr. Ricardo Bezerra Cavalcante
Lisandra Caixeta de Aquino

TRANSTORNO DE DÉFICIT DE ATENÇÃO E HIPERATIVIDADE

TRANSTORNO DE OPOSIÇÃO DESAFIADOR

TRANSTORNO DO ESPECTRO AUTISTA

CASOS CLÍNICOS, DIAGNÓSTICO E TRATAMENTO

TRANSTORNOS DE COMPORTAMENTO E EMOCIONAIS NA INFÂNCIA E NA ADOLESCÊNCIA

A infância e a adolescência constituem fases fundamentais do ciclo vital humano, caracterizadas por significativas mudanças físicas, emocionais e comportamentais. Essas etapas do desenvolvimento são cruciais, pois nelas se consolidam aquisições importantes e formam-se as bases para a saúde mental e emocional futura. É essencial, portanto, que as características e peculiaridades dessas fases sejam bem compreendidas para um diagnóstico preciso dos transtornos que podem surgir neste período (Silva; Pereira, 2019).

A infância é o período de maior plasticidade e desenvolvimento, em que ocorrem aquisições fundamentais em aspectos cognitivos, sociais e motores. Esses processos são influenciados por fatores endógenos (como predisposições genéticas e características biológicas) e exógenos (como ambiente familiar, escolar e social). A interação entre esses fatores pode potencializar o desenvolvimento ou, ao contrário, desencadear dificuldades e transtornos, especialmente em contextos adversos (American Psychiatric Association, 2020; World Health Organization, 2021).

A adolescência, por sua vez, representa uma fase de transição em que ocorrem mudanças hormonais intensas, busca pela identidade e redefinição das referências pessoais e sociais. Esse processo, marcado por reorganizações internas e externas, pode ser desafiador, gerando conflitos internos, instabilidade emocional e vulnerabilidade a transtornos comportamentais e emocionais (Mendes; Almeida, 2022). Em ambas as etapas, transtornos psiquiátricos, como o transtorno de déficit de atenção e hiperatividade (TDAH), entre outros, têm sido identificados como condições frequentes que requerem diagnóstico e intervenção adequados.

TRANSTORNO DE DÉFICIT DE ATENÇÃO E HIPERATIVIDADE (TDAH)

O TDAH é caracterizado como um transtorno do neurodesenvolvimento que geralmente surge nos primeiros cinco anos de vida. É definido por uma falta persistente de atenção e pela impulsividade, o que leva à incapacidade de completar tarefas que exigem esforço cognitivo, bem como à dificuldade em permanecer focado em uma única atividade. A criança com TDAH frequentemente passa de uma tarefa a outra sem concluir nenhuma delas, apresentando uma atividade motora excessiva, desorganizada e, muitas vezes, descoordenada (National Institute of Mental Health, 2022).

As crianças com TDAH geralmente são impulsivas e imprudentes, sendo mais suscetíveis a acidentes e problemas disciplinares. Suas dificuldades não são necessariamente devidas à intenção deliberada de desrespeitar regras, mas à ausência de controle sobre seus impulsos, o que leva a infrações e conflitos, especialmente em ambientes onde se exige organização e disciplina. No contexto social, apresentam falta de inibição e são vistas como "desajeitadas" em interações, o que pode resultar em isolamento e dificuldades de aceitação entre os pares (Silva; Pereira, 2019).

Além disso, é comum que essas crianças apresentem déficits cognitivos específicos, dificuldades motoras e problemas no desenvolvimento da linguagem. Esses sintomas podem levar a complicações secundárias, como comportamentos dissociais, que afetam diretamente a autoestima e podem contribuir para o agravamento do quadro clínico, caso o transtorno não seja abordado adequadamente. Estudos epidemiológicos recentes indicam uma prevalência global de TDAH em torno de 5% em crianças e adolescentes, com maior incidência no sexo masculino (World Health Organization, 2021; Smith; Taylor, 2023).

A compreensão abrangente das características do TDAH e dos fatores ambientais associados é essencial para a formulação de abordagens terapêuticas eficazes, que geralmente incluem intervenções multidisciplinares. Estas abrangem desde a terapia cognitivo-comportamental até o uso de medicações que atuam no sistema nervoso central, auxiliando na redução dos sintomas de impulsividade e hiperatividade (Johnson *et al.*, 2022).

Para o diagnóstico do TDAH, é necessário um processo de avaliação minucioso, multidisciplinar e baseado em critérios clínicos específicos. A avaliação deve incluir informações de diversas fontes, como pais, professores e a própria criança, além de uma análise cuidadosa do histórico de desenvolvimento, das condições clínicas e das circunstâncias sociais e educacionais. Isso é crucial, pois os sintomas de TDAH, como impulsividade, distração e hiperatividade, podem ser confundidos com outras condições ou fases do desenvolvimento infantil (American Psychiatric

Association, 2020; National Institute of Mental Health, 2022). A seguir são apresentadas as principais abordagens para avaliação e diagnóstico de TDAH:

1. Entrevistas clínicas e anamnese: o primeiro passo na avaliação é uma entrevista clínica com os pais e a criança, abrangendo o histórico completo de desenvolvimento e comportamento. A anamnese deve focar em quando os sintomas foram observados pela primeira vez e em quais contextos eles ocorrem (escola, casa, atividades sociais). Perguntas sobre problemas de sono, alimentação, interações sociais e hábitos cotidianos ajudam a identificar padrões de comportamento e a discernir se os sintomas são consistentes ao longo do tempo e dos ambientes. Esse histórico também permite avaliar fatores genéticos e familiares, que podem aumentar o risco de TDAH (Kim; Lee; Park, 2021).

2. Critérios diagnósticos: para o diagnóstico de TDAH, utiliza-se frequentemente o Manual Diagnóstico e Estatístico de Transtornos Mentais (DSM-5), que especifica os critérios para o diagnóstico. A criança deve apresentar pelo menos seis sintomas de desatenção dentre os seguintes: 1) Frequentemente não presta atenção a detalhes ou comete erros por descuido nas tarefas escolares, de trabalho ou em outras atividades; 2) Frequentemente tem dificuldade para manter a atenção em tarefas ou atividades lúdicas; 3) Frequentemente parece não escutar quando alguém fala diretamente com ela; 4) Frequentemente não segue instruções e não termina tarefas escolares, trabalhos ou deveres (não por oposição ou falta de compreensão); 5) Frequentemente tem dificuldade para organizar tarefas e atividades; 6) Frequentemente evita ou reluta em se envolver em tarefas que exigem esforço mental prolongado (como trabalhos escolares ou dever de casa); 7) Frequentemente perde objetos necessários para tarefas ou atividades (brinquedos, deveres, livros, materiais escolares etc.); 8) Frequentemente se distrai com estímulos externos; 9) Frequentemente esquece atividades diárias, e/ou seis sintomas de hiperatividade-impulsividade dentre os seguintes: 1) Frequentemente agita as mãos ou os pés ou se remexe na cadeira; 2) Frequentemente se levanta em situações nas quais se espera que permaneça sentada; 3) Frequentemente corre ou escala em situações inadequadas (em adolescentes ou adultos, pode haver uma sensação subjetiva de inquietude); 4) Frequentemente é incapaz de brincar ou se envolver em atividades de lazer de forma calma; 5) Frequentemente "está a mil" ou "age como se estivesse com o motor ligado"; 6) Frequentemente fala em excesso; 7) Frequentemente responde precipitadamente antes que as perguntas tenham sido completadas; 8) Frequentemente tem dificuldade em esperar a sua vez; 9) Frequentemente interrompe ou se intromete nas conversas ou jogos dos outros.

Esses sintomas devem estar presentes em mais de um ambiente (em casa e na escola, por exemplo) e devem ter surgido antes dos 12 anos de idade. Além disso, é necessário que os sintomas causem prejuízos significativos no funcionamento social, acadêmico ou ocupacional e não sejam melhor explicados por outro transtorno mental. Os sintomas devem ser inadequados para o desenvolvimento e causar impacto significativo no funcionamento escolar, social ou familiar. É importante destacar que os sintomas precisam se manifestar em pelo menos dois contextos, como casa e escola (World Health Organization, 2021).

3. Questionários e escalas de avaliação: instrumentos de avaliação padronizados, como o Questionário de Conners e a Escala de Avaliação de TDAH para Pais e Professores, são úteis para coletar informações objetivas sobre a frequência e a gravidade dos sintomas. Esses instrumentos são aplicados aos pais e professores, que podem observar os comportamentos da criança em diferentes ambientes. Os questionários permitem identificar padrões e compará-los com normas estabelecidas para crianças da mesma faixa etária, ajudando a quantificar os sintomas e a monitorar a evolução do caso (Johnson *et al.*, 2022).

4. Avaliação neuropsicológica: uma avaliação neuropsicológica pode ser útil, principalmente em casos de diagnóstico complexo ou quando há suspeita de comorbidades, como transtornos de aprendizagem. A avaliação neuropsicológica envolve testes de atenção, memória, funções executivas e habilidades motoras, que fornecem dados sobre o funcionamento cognitivo da criança. Esse tipo de teste ajuda a diferenciar o TDAH de outras condições que afetam o desempenho escolar e social, como dislexia ou ansiedade (Martins; Silva, 2022).

5. Observação direta: a observação direta do comportamento da criança em diferentes contextos, como na escola ou em consultas, pode fornecer insights adicionais. A equipe de saúde mental pode observar sinais de impulsividade, distração e hiperatividade, avaliando se os comportamentos são consistentes com os relatados por pais e professores. Esta observação é especialmente relevante em casos onde há discrepância entre os relatos, ajudando a validar ou refinar o diagnóstico (Smith; Taylor, 2023).

6. Avaliação de comorbidades: é comum que crianças com TDAH apresentem comorbidades, como transtornos de ansiedade, depressão, transtornos de aprendizagem ou problemas de comportamento, que podem influenciar a expressão dos sintomas. A avaliação deve incluir triagem para essas condições, pois elas podem impactar o plano de tratamento e a resposta ao tratamento do TDAH. Instrumentos específicos para detectar comorbidades, como a Escala de Ansiedade Infantil de Spence, ajudam a identificar problemas associados e a construir um diagnóstico mais completo (Tandon; McCrone, 2021).

7. Exame físico e avaliação médica: embora o TDAH seja um transtorno do neurodesenvolvimento, é importante realizar um exame físico para descartar outras condições médicas que possam estar associadas a sintomas semelhantes, como problemas de visão, audição ou distúrbios do sono. A avaliação médica pode incluir exames laboratoriais e de imagem, quando indicado, para excluir fatores orgânicos ou metabólicos que poderiam imitar ou agravar os sintomas de TDAH (National Institute of Mental Health, 2022).

TRANSTORNO DE OPOSIÇÃO DESAFIADOR

O transtorno de oposição desafiador (TOD) é um distúrbio comportamental caracterizado por um padrão persistente de comportamentos negativistas, desafiadores, desobedientes e hostis em relação a figuras de autoridade, como pais, professores e outros adultos. Esse padrão deve ser duradouro e intenso, ocorrendo por pelo menos seis meses, e precisa impactar significativamente a vida social, acadêmica ou familiar do indivíduo para que o diagnóstico seja considerado. O TOD é mais comum na infância, mas pode persistir até a adolescência, afetando entre 2% e 16% das crianças e adolescentes, com maior prevalência entre meninos na faixa etária de 3 a 12 anos (World Health Organization, 2021; Burke; Romano; Walsh, 2021).

Os principais sintomas do TOD, conforme descritos no Manual Diagnóstico e Estatístico de Transtornos Mentais (DSM-5), incluem:

1. **Comportamento de oposição**: marcado por atitudes de desafio e recusa de obedecer às regras ou figuras de autoridade.

2. **Irritabilidade e raiva**: o indivíduo frequentemente perde a paciência, se irrita facilmente, e apresenta atitudes vingativas e ressentidas.

3. **Argumentação e desafio**: tende a discutir excessivamente com adultos e recusa-se a seguir orientações.

4. **Ressentimento e desejo de vingança**: manifesta-se em comportamentos que indicam ressentimento, como ações motivadas por uma intenção de "vingar-se" de situações percebidas como injustas.

Para o diagnóstico, o comportamento deve ultrapassar o nível esperado para a idade e o estágio de desenvolvimento da criança, ocorrendo em pelo menos um contexto (casa ou escola, por exemplo). Para crianças menores de cinco anos, os sintomas devem ocorrer na maioria dos dias, enquanto para crianças e adolescentes com cinco anos ou mais, é necessário que os comportamentos aconteçam pelo menos uma vez por semana ao longo dos seis meses anteriores (Dicky, 2020).

Etiologia e fatores de risco

A etiologia do TOD é multifatorial, envolvendo uma combinação de fatores genéticos, neurobiológicos e ambientais. Estudos indicam que crianças com histórico familiar de transtornos de humor ou comportamento têm maior predisposição ao TOD, sugerindo um componente genético significativo. Em termos neurobiológicos, o TOD está associado a disfunções na regulação do córtex pré-frontal e do sistema límbico, que influenciam o controle dos impulsos e a resposta emocional. Além disso, fatores ambientais, como conflitos familiares, práticas parentais inconsistentes ou punitivas e exposição a situações de estresse intenso, contribuem para o desenvolvimento do transtorno (Frick; Nisbet; Dicky, 2020).

O TOD pode ter impactos significativos no desenvolvimento emocional e social do indivíduo. Crianças com esse transtorno frequentemente enfrentam dificuldades para estabelecer e manter relações saudáveis, tanto com colegas quanto com adultos. A desobediência constante e a tendência a conflitos podem levar ao isolamento social e a problemas de desempenho acadêmico, contribuindo para uma baixa autoestima e sensação de inadequação (Burke; Romano; Walsh, 2021).

Diagnóstico diferencial

É fundamental distinguir o TOD de outros transtornos com sintomas semelhantes, como o transtorno de conduta (TC) e o transtorno de déficit de atenção e hiperatividade (TDAH). No caso do TC, os comportamentos dissociais são mais graves, como agressão a pessoas e animais ou destruição de propriedade. No TDAH, o comportamento impulsivo e desatento pode simular o TOD, mas os sintomas principais estão relacionados a dificuldades de atenção e hiperatividade, enquanto no TOD o foco está nos comportamentos desafiadores e oposicionistas em relação a figuras de autoridade (World Health Organization, 2021).

Abordagem terapêutica

O tratamento do TOD geralmente envolve uma combinação de psicoterapia, intervenções familiares e, em alguns casos, terapia medicamentosa. A terapia cognitivo-comportamental (TCC) é amplamente utilizada para ajudar a criança a desenvolver habilidades de controle emocional e modificação de comportamentos desafiadores. Na terapia familiar, busca-se envolver pais e cuidadores, oferecendo-lhes estratégias para o manejo de comportamentos oposicionistas e promovendo uma comunicação mais eficaz e consistente. Intervenções parentais, como o treinamento de habilidades parentais, também são recomendadas, ensinando os pais a utilizar técnicas como reforço positivo e disciplina estruturada para manejar o comportamento desafiador. Nos casos em que o TOD está associado a outros transtornos, como TDAH ou transtornos de humor, pode ser considerada a introdução de medicamentos, como estimulantes e antidepressivos, para ajudar no controle dos sintomas associados (McDonald; Jackson; Chen, 2023).

Embora o TOD possa ser um transtorno duradouro, o prognóstico é mais favorável quando o tratamento é iniciado precocemente e o ambiente familiar oferece suporte consistente. Intervenções eficazes na infância podem prevenir a escalada do TOD para o transtorno de conduta ou outros transtornos de personalidade na adolescência e idade adulta (Nisbet; Dick, 2020).

TRANSTORNO DO ESPECTRO AUTISTA

O transtorno do espectro autista (TEA), ou autismo, é uma condição do neurodesenvolvimento complexa que se manifesta de diferentes formas, envolvendo variações significativas nas habilidades de comunicação, nas interações sociais, nos comportamentos repetitivos e nos interesses. Os tipos de autismo anteriormente eram classificados de forma distinta no DSM-IV (Manual Diagnóstico e Estatístico de Transtornos Mentais, quarta edição), mas, atualmente, o DSM-5 (quinta edição) consolidou essas categorias sob o termo "transtorno do espectro autista" (TEA), evidenciando o espectro contínuo de variação nos sintomas. Abaixo, abordam-se os principais tipos de apresentação dentro do TEA, considerando os diferentes graus de intensidade dos sintomas, que refletem as necessidades de suporte e as características específicas de cada caso.

1 – Autismo leve: anteriormente conhecido como Síndrome de Asperger, descreve pessoas com TEA que possuem habilidades verbais relativamente intactas, geralmente apresentam dificuldades em habilidades sociais e comunicação não-verbal, como interpretar expressões faciais ou reconhecer o tom emocional nas conversas. No entanto, tendem a ter uma boa capacidade cognitiva e um vocabulário avançado, frequentemente demonstrando interesse intenso em tópicos específicos (World Health Organization, 2021).

Pessoas com essa forma de autismo podem ter desafios significativos em contextos sociais, como interações no trabalho ou na escola, pois nem sempre compreendem normas sociais implícitas, como por exemplo quando é apropriado interromper uma conversa. Esses indivíduos são muitas vezes descritos como "obsessivos" em seus interesses, podendo passar horas ou dias pesquisando ou falando sobre tópicos específicos de interesse, o que pode impactar suas interações diárias (World Health Organization, 2021).

2 – Autismo moderado: situa-se entre os extremos do espectro, caracterizando-se por déficits significativos, mas não necessariamente totais, na comunicação verbal e na interação social. Indivíduos com esse nível de TEA conseguem se comunicar em uma extensão limitada, mas podem ter dificuldades para manter uma conversa ou interpretar a comunicação não-verbal, como expressões faciais e linguagem corporal. Costumam demonstrar comportamento repetitivo e interesses restritos, embora esses comportamentos possam ser mais amenos do que em casos severos (Lord; Rutter; Gould, 2020).

O suporte necessário para esses indivíduos pode incluir terapia da fala, terapia ocupacional e intervenções comportamentais para ajudar na comunicação e na adaptação social. As dificuldades sensoriais também são comuns, podendo impactar o bem-estar geral e a capacidade de lidar com situações do cotidiano, como a ida a lugares movimentados ou a participação em atividades sociais estruturadas. A intervenção precoce é essencial para ajudar esses indivíduos a desenvolverem habilidades de autonomia e integração social (World Health Organization, 2021).

3 – Autismo severo: indivíduos com autismo severo têm déficits mais graves tanto nas habilidades de comunicação quanto nas interações sociais, frequentemente com baixa ou nenhuma comunicação verbal e habilidades intelectuais reduzidas. Esses indivíduos requerem apoio substancial para a realização de atividades cotidianas e podem ter dificuldades significativas com tarefas básicas, como alimentação, higiene pessoal e comunicação (Howlin; Moss; Savage, 2017).

Esse nível de autismo é caracterizado por um maior grau de comprometimento cognitivo e comportamental. Os comportamentos repetitivos e os interesses restritos são mais acentuados e a sensibilidade sensorial pode ser uma questão importante. Por exemplo, muitas dessas pessoas podem reagir de forma intensa a sons, luzes ou texturas específicas, o que pode torná-las avessas a determinados ambientes ou situações sociais. Além disso, são comuns a presença de comportamentos autoagressivos e a resistência extrema a mudanças na rotina (CDC, 2021).

Critérios diagnósticos para o transtorno do espectro autista

Os critérios diagnósticos para o transtorno do espectro autista (TEA) estão detalhados no DSM-5 (Manual Diagnóstico e Estatístico de Transtornos Mentais, quinta edição) e incluem dois domínios principais de sintomas: déficits na comunicação e interação social e padrões restritos e repetitivos de comportamento, interesses ou atividades. Para o diagnóstico de TEA, os sintomas devem estar presentes desde a primeira infância, ainda que possam manifestar-se plenamente apenas em momentos de maior demanda social. Para o diagnóstico de TEA, é necessário que haja déficits nas seguintes áreas e/ou apresentem-se os seguintes sintomas:

- **Déficits na reciprocidade socioemocional:** inclui dificuldades em iniciar e manter uma interação social, falta de interesse em compartilhar emoções e experiências com outras pessoas, dificuldade para estabelecer uma conversa ou reagir de maneira adequada em uma interação social.

- **Déficits nos comportamentos de comunicação não verbal utilizados na interação social:** inclui limitações no contato visual, expressão facial, gestos e posturas corporais. Esses déficits podem variar de uma ausência total de comunicação não verbal até um uso inadequado de gestos e expressões.

- **Déficits no desenvolvimento, manutenção e compreensão de relacionamentos:** inclui dificuldades em ajustar o comportamento para se adequar a diferentes contextos sociais, problemas para participar de brincadeiras imaginativas ou fazer amigos, e, em casos mais severos, uma aparente falta de interesse em interações sociais.

- **Movimentos motores estereotipados ou repetitivos, uso repetitivo de objetos ou fala repetitiva:** inclui movimentos como bater as mãos, balançar o corpo, ecoar palavras ou frases (ecolalia) e manipular objetos de maneira repetitiva.

- **Insistência em rotinas, adesão inflexível a rotinas ou padrões ritualizados de comportamento verbal ou não verbal:** inclui um forte apego a rotinas e rituais, como insistir em fazer as coisas de uma determinada maneira ou ter reações extremas a mudanças no ambiente.

- **Interesses altamente restritos e fixos, que são anormais em intensidade ou foco:** inclui interesses específicos e intensos em determinados objetos, tópicos ou atividades, como fascínio excessivo por datas, números ou um interesse obsessivo por um tema específico.

- **Hiper ou hiporreatividade a estímulos sensoriais ou interesse incomum por aspectos sensoriais do ambiente:** inclui respostas sensoriais anômalas, como uma forte aversão a sons, texturas, cheiros, luzes ou temperatura, ou, ao contrário, fascinação excessiva com estímulos visuais, como luzes brilhantes ou padrões de movimento.

Embora os sintomas do TEA possam não ser plenamente evidentes até que a demanda social aumente, deve haver evidências de sintomas presentes desde o desenvolvimento inicial. Esses sintomas podem se manifestar de diferentes maneiras e intensidades dependendo da idade e do contexto social.

Os sintomas devem causar impacto clinicamente significativo nas áreas social, ocupacional ou em outras áreas importantes da vida cotidiana. Isso significa que os sintomas interferem de maneira substancial na capacidade do indivíduo de realizar atividades do dia a dia, socializar, estudar ou trabalhar. O diagnóstico de TEA deve ser realizado quando esses comportamentos e sintomas não são melhor explicados por outras condições, como deficiência intelectual ou atraso global do desenvolvimento, ainda que essas condições possam coexistir com o TEA.

Abordagens terapêuticas para os diferentes tipos de autismo

Independentemente do tipo de autismo, as intervenções terapêuticas são essenciais para ajudar os indivíduos a desenvolverem habilidades funcionais e adaptativas. As terapias mais comuns incluem:

- **Terapia cognitivo-comportamental (TCC):** utilizada para ajudar no manejo de comportamentos e para desenvolver habilidades sociais.

- **Terapia ocupacional e fonoaudiologia:** essenciais para aprimorar habilidades de comunicação e para ajudar na adaptação sensorial.

- **Análise comportamental aplicada (ABA):** técnica amplamente utilizada no autismo, especialmente em casos de autismo severo, focada em modificar comportamentos desafiadores e reforçar comportamentos desejados.

- **Terapia assistida por animais e terapia musical:** abordagens complementares que ajudam a reduzir o estresse e a melhorar a comunicação em ambientes terapêuticos.

CASOS CLÍNICOS, DIAGNÓSTICO E TRATAMENTO

1 – Transtorno de déficit de atenção e hiperatividade (TDAH)

Relato completo do caso: M. V. S., uma menina de nove anos, cursa o ensino fundamental e vive com a mãe e o padrasto. Desde os primeiros anos de escola, ela apresenta um conjunto persistente de comportamentos problemáticos que impactam diretamente sua vida escolar, familiar e social. M. V. S. exibe distração constante, hiperatividade e impulsividade. Em sala de aula, é comum que se levante frequentemente, converse com os colegas durante as atividades e tenha dificuldade para completar tarefas. Os professores relatam que M. V. S. muitas vezes interrompe a fala deles, grita respostas sem esperar sua vez e, ao longo das atividades, parece incapaz de focar, distraindo-se com objetos ou barulhos ao seu redor. Em casa, o comportamento de M. V. S. também é desafiador. Ela resiste a seguir rotinas simples, como guardar os brinquedos, arrumar o material escolar e seguir horários de sono. A mãe relata que M. V. S. frequentemente explode em crises de birra e choro quando recebe uma negativa ou é orientada a realizar tarefas domésticas. Durante as refeições, M. V. S. costuma levantar-se da mesa repetidamente e distrair-se facilmente com o que acontece ao redor. Em situações de lazer, como assistir a um filme, ela se desinteressa rapidamente, movendo-se constantemente e mexendo em objetos. Na casa dos avós, onde M. V. S. costumava passar os fins de semana, os problemas também são evidentes. Os avós relatam que M. V. S. se mostra inquieta, mexe em objetos delicados e desobedece repetidamente quando orientada a se comportar. Comportamentos como correr pelos cômodos e tocar em itens proibidos geraram preocupação e desgaste, levando os avós a evitarem longas visitas. Da mesma forma, as visitas a casas de amigos e familiares foram reduzidas, devido à dificuldade dos pais em lidar com o comportamento de M. V. S. nesses ambientes. Em eventos sociais, ela tende a se envolver em conflitos com outras crianças, não respeita limites e frequentemente interrompe as conversas dos adultos. Além disso, M. V. S. tem poucos amigos e os que se aproximam dela frequentemente se afastam após episódios de conflito. Ela também demonstra frustração por ser repreendida com frequência, o que afeta sua autoestima. Em atividades extracurriculares, como festas de aniversário ou encontros no parque, M. V. S. exibe comportamentos hiperativos e impulsivos, e a mãe relata que frequentemente se sente envergonhada e exausta devido à dificuldade de controlar o comportamento da filha.

Análise estruturada do caso

- **Identificação do paciente**: M. V. S., nove anos, estudante, vive com a mãe e o padrasto.

- **Queixa principal**: mãe de M. V. S. busca ajuda devido a comportamentos de distração, hiperatividade e impulsividade persistentes, que prejudicam o desempenho escolar, a convivência familiar e as interações sociais da filha.

- **História da doença atual**: desde os primeiros anos de escola, M. V. S. apresenta comportamentos desafiadores, como distração frequente, dificuldade para completar tarefas, impulsividade e inquietação. Em sala de aula, não consegue permanecer sentada e frequentemente interrompe os professores, o que gera constantes chamadas de atenção. Em casa, resiste a seguir rotinas diárias, como organizar seus brinquedos ou seguir horários de sono, e é comum que tenha explosões emocionais quando contrariada. Nas interações sociais, especialmente em ambientes como a casa dos avós ou de familiares, demonstra inquietação e comportamento desobediente, o que vem limitando as visitas sociais da família. A criança também enfrenta dificuldades em formar e manter amizades, e os conflitos constantes afetam sua autoestima e a dinâmica familiar.

- **Antecedentes pessoais, familiares e sociais**: M. V. S. vive com a mãe e o padrasto. A mãe descreve um ambiente familiar que busca oferecer estrutura e estabilidade, mas relata dificuldades em implementar rotinas devido à resistência de M. V. S. A família demonstra preocupação com o desenvolvimento e a socialização da criança e os avós, anteriormente mais presentes, passaram a evitar visitas longas devido ao comportamento inquieto da neta. Não há registros de histórico familiar direto de transtornos psiquiátricos, embora a mãe relate antecedentes de dificuldades de aprendizagem na infância.

- **Exame psíquico:** M. V. S. apresenta-se alerta e responsiva a estímulos externos durante a avaliação, com comportamento inquieto, interrupções frequentes e dificuldade em manter o foco na conversa. Demonstrou irritabilidade e frustração em atividades que exigem paciência e apresenta resistência a seguir instruções. Observa-se que a criança se distrai facilmente com sons e objetos ao redor e sua expressão emocional é marcadamente impulsiva.

- **Hipótese diagnóstica:** transtorno de déficit de atenção e hiperatividade (TDAH).

- **Plano de cuidados/tratamento:** o tratamento deve adotar uma abordagem multiprofissional, considerando as necessidades emocionais, comportamentais e sociais de M. V. S. Recomenda-se o envolvimento da escola para implementar estratégias de manejo na sala de aula e assegurar o alinhamento entre os cuidados na escola e em casa.

- **Psicoterapia:** a terapia cognitivo-comportamental (TCC) é indicada, com foco em desenvolver habilidades de autocontrole e em ajudar M. V. S. a estruturar rotinas diárias de maneira gradual. Técnicas de autocontrole, como pausas e exercícios de respiração, serão abordadas para reduzir a impulsividade e melhorar a frustração diante de negativas e regras.

- **Tratamento medicamentoso:** avaliar a necessidade de introdução de metilfenidato ou alternativas como a atomoxetina, considerando uma abordagem gradual e monitoramento cuidadoso dos efeitos e da resposta de M. V. S. ao tratamento.

- **Intervenções complementares:** intervenções comportamentais e a implementação de reforço positivo podem auxiliar na consolidação de comportamentos desejáveis. Recomenda-se a realização de atividades que incentivem a atenção sustentada, como jogos estruturados e práticas esportivas. A família pode ser orientada a estabelecer rotinas claras e limites consistentes.

- **Abordagem de serviço social**: o serviço social pode auxiliar a família de M. V. S. no acesso a redes de apoio e orientação sobre programas educacionais ou de atendimento psicológico em grupo para crianças com TDAH. Além disso, um trabalho com a escola pode facilitar ajustes no ambiente escolar para que a criança se sinta mais incluída e apoiada em sua trajetória educacional.

2 – Transtorno de oposição desafiador (TOD)

Relato completo do caso: S. M. N., uma menina de oito anos, está atualmente no ensino fundamental e vive com os pais e um irmão mais velho. Desde os primeiros anos escolares, apresenta comportamentos desafiadores em casa e na escola, caracterizados por atitudes de oposição frequentes, recusa em obedecer a figuras de autoridade e dificuldade em aceitar limites. Segundo os pais, S. M. N. tem crises de raiva e birras intensas quando recebe uma negativa ou uma orientação que não deseja cumprir. Na escola, ela é descrita como uma aluna com boas habilidades acadêmicas, mas que frequentemente discute com professores e colegas, desobedecendo instruções e reagindo com hostilidade quando corrigida. Em casa, os pais relatam que S. M. N. é desafiadora e argumenta excessivamente, questionando regras e limites impostos. Frequentemente responde de forma ríspida e é resistente a realizar tarefas diárias, como arrumar o quarto, fazer a lição de casa ou desligar a televisão. Quando se sente contrariada, grita, chora e às vezes bate portas ou joga objetos. Durante reuniões familiares, os pais mencionam que evitam certos encontros devido aos embates que S. M. N. gera com parentes e outras crianças. Esse comportamento de oposição e hostilidade tem gerado conflitos constantes no ambiente familiar e elevado o nível de estresse dos pais, que relatam dificuldades em controlar e entender as reações da filha. Na escola, a professora relata que S. M. N. frequentemente interrompe as aulas com comentários desafiadores e recusa-se a seguir orientações. Quando chamada a atenção, tende a discutir, afirmando que as instruções são "injustas" ou que "não precisa ouvir o que os adultos dizem". Esse comportamento vem se tornando uma preocupação tanto para a equipe pedagógica quanto para os pais, uma vez que interfere no ambiente escolar e nas relações de S. M. N. com os colegas, que muitas vezes a evitam devido ao comportamento confrontador.

Análise estruturada do caso

- **Identificação do paciente**: S. M. N., oito anos, estudante do ensino fundamental, mora com os pais e um irmão mais velho.

- **Queixa principal**: pais e escola buscam apoio para lidar com o comportamento desafiador, confrontador e desobediente de S. M. N., que interfere em sua rotina familiar, escolar e social.

- **História da doença atual**: os comportamentos desafiadores e oposicionistas de S. M. N. surgiram aos cinco anos e foram se intensificando com o tempo. Na escola, o comportamento inclui interrupções constantes, argumentação com professores e colegas e recusa em obedecer a instruções. Em casa, manifesta-se por meio de crises de birra e raiva quando contrariada e uma tendência a desafiar as regras impostas pelos pais. Nos ambientes sociais, como nas casas de parentes, exibe comportamentos desobedientes e, muitas vezes, desrespeitosos, gerando desgaste nos relacionamentos familiares e limitando o convívio com outros parentes.

- **Antecedentes pessoais, familiares e sociais**: S. M. N. vive com os pais, que relatam um ambiente familiar estável, mas que se encontra desgastado devido às dificuldades em lidar com o comportamento desafiador da filha. Não há histórico de transtornos psiquiátricos graves na família, mas a mãe menciona ter enfrentado dificuldades de temperamento e rebeldia na infância, que foram superadas com a adolescência. Os pais relatam que, ao longo dos anos, os embates com a filha têm afetado a dinâmica familiar, resultando em estresse e frustração.

- **Exame psíquico**: durante a avaliação, S. M. N. apresentou-se alerta e responsiva, mas mostrou resistência em responder a certas perguntas, desviando o olhar e tentando mudar o assunto. Demonstrou impaciência e interrompeu o examinador várias vezes. Quando questionada sobre o comportamento em casa e na escola, reagiu defensivamente, dizendo que "ninguém a entende" e que "as regras são injustas". Houve momentos em que demonstrou irritabilidade, cruzando os braços e respondendo de forma ríspida. Sua compreensão e capacidade de raciocínio estavam dentro do esperado para sua idade, mas o comportamento era marcadamente confrontador.

- **Hipótese diagnóstica**: transtorno de oposição desafiador (TOD), com comportamentos frequentes de desafio, argumentação, raiva e atitudes negativistas e hostis frente a figuras de autoridade.

- **Plano de cuidados/tratamento**: a abordagem deve ser multidisciplinar, incluindo intervenções familiares e acompanhamento psicoterapêutico. Envolver a escola no processo é essencial para assegurar que o manejo dos comportamentos desafiadores seja consistente entre os ambientes escolar e doméstico.

- **Psicoterapia**: a terapia cognitivo-comportamental (TCC) é recomendada para S.M.N., com o objetivo de ajudá-la a desenvolver habilidades de autocontrole, identificar gatilhos de raiva e aprender maneiras apropriadas de expressar frustração. A terapia deve incluir estratégias de reforço positivo e autoconhecimento para que S. M. N. possa desenvolver uma melhor autorregulação.

- **Tratamento medicamentoso**: neste momento, o uso de medicação não é prioritário, mas pode ser considerado caso surjam comorbidades, como sintomas de ansiedade ou depressão.

- **Intervenções complementares**: sugere-se o envolvimento em atividades físicas e práticas que incentivem a cooperação e a responsabilidade, como esportes coletivos, para que S. M. N. desenvolva o respeito a regras e a tolerância ao lidar com diferentes contextos sociais. Técnicas de *mindfulness* e relaxamento também podem ser introduzidas para ajudá-la no controle da raiva e impulsividade.

- **Abordagem de serviço social**: o serviço social pode fornecer apoio para que a família tenha acesso a recursos educacionais e terapêuticos voltados para crianças com comportamentos desafiadores. Além disso, pode atuar junto à escola para promover ações de conscientização e capacitação dos professores, ajudando a estabelecer um ambiente escolar que favoreça a integração e o desenvolvimento de S. M. N.

3 – Transtorno do espectro autista (TEA)

Relato completo do caso: S. S. F., um menino de quatro anos, vive com os pais e uma irmã mais velha em uma cidade de porte médio. Desde muito cedo, seus pais perceberam que ele apresentava dificuldades significativas em interagir com outras pessoas e em se comunicar. Ao contrário de outras crianças de sua idade, S. S. F. raramente faz contato visual, não responde ao ser chamado pelo nome e parece não se interessar por interações sociais. Ao longo dos anos, seu quadro tem se manifestando com comportamentos cada vez mais evidentes de isolamento, além de comportamentos repetitivos e uma forte resistência a mudanças na rotina. Em casa, S. S. F. apresenta várias dificuldades no dia a dia. Ele depende completamente dos pais para tarefas básicas, como alimentação, higiene e vestimenta, resistindo a qualquer tentativa de ensiná-lo a ser mais independente. Durante as refeições, frequentemente se recusa a comer alimentos de certas texturas ou cores e tem episódios de choro quando a comida não está disposta de forma que ele considera "adequada". Em momentos de crise, ele grita, se bate e, por vezes, tenta empurrar os objetos ao seu redor. Esse comportamento gera um ambiente de constante tensão para a família, que lida com a dificuldade de mantê-lo calmo durante as refeições. Sua irmã, mais velha, enfrenta desafios adicionais, pois S. S. F. frequentemente interrompe as atividades dela e pode ser impulsivo, puxando os cabelos dela ou tomando objetos de suas mãos sem qualquer compreensão de que isso possa causar desconforto. No ambiente escolar, as dificuldades são ainda mais evidentes. S. S. F. não consegue participar das atividades em grupo e prefere se isolar em um canto da sala, onde ele se concentra em manusear objetos de maneira repetitiva, como balançar brinquedos ou passar os dedos sobre texturas específicas. Os professores relatam que ele reage de maneira agressiva e, por vezes, violenta, a qualquer tentativa de interrupção desse comportamento ou a mudanças na rotina escolar, como alterações de horário ou troca de salas. Além disso, ele apresenta comportamentos de autoestimulação, como balançar o corpo para frente e para trás, bater as mãos e emitir sons repetitivos, especialmente em momentos de sobrecarga sensorial ou ansiedade. Para a família, as dificuldades vão além do comportamento em casa e na escola. S. S. F. tem extrema sensibilidade a ruídos e estímulos visuais intensos, o que torna saídas a locais públicos, como shoppings e parques, muito complicadas. Quando exposto a sons altos, como de carros ou multidões, ele tende a entrar em crises intensas, gritando, cobrindo os ouvidos e jogando-se no chão. Essas situações fazem com que os pais evitem sair em público com ele, o que impacta diretamente na vida social da família e na interação dele com outras crianças e adultos. Visitas a familiares também são limitadas, pois ele se torna agitado em ambientes desconhecidos e não tolera bem o contato com outras pessoas. S. S. F. também apresenta um padrão de interesses restritos, com uma fixação intensa por objetos giratórios, como tampas e rodas de carrinhos. Ele pode passar horas repetindo a mesma ação de girar esses objetos, demonstrando frustração e irritação quando é impedido de realizar essa atividade. Em casa, ele mantém rituais rígidos e espera que tudo ao seu redor esteja de acordo com suas preferências, como alinhar objetos em uma determinada ordem ou organizar brinquedos por cores. A menor mudança nesses arranjos desencadeia crises de choro e agitação, o que exige um cuidado constante dos pais para evitar situações de estresse.

Análise estruturada do caso

- **Identificação do paciente**: S. S. F., quatro anos, sexo masculino, residente em uma cidade de porte médio, mora com os pais e uma irmã mais velha.

- **Queixa principal**: dificuldades intensas de interação social, comportamentos repetitivos, crises frequentes em situações de sobrecarga sensorial, resistência a mudanças de rotina e dependência para atividades diárias.

- **História da doença atual**: não responde ao chamado pelo nome, evita contato visual e não demonstra interesse em interações sociais. Exibe comportamentos repetitivos, como girar objetos e balançar o corpo, além de forte apego a rotinas e intensa sensibilidade a estímulos sensoriais. O quadro é caracterizado por episódios frequentes de crises comportamentais diante de mudanças na rotina ou estímulos auditivos intensos.

- **Antecedentes pessoais, familiares e sociais**: sem histórico de problemas de saúde física relevantes. A mãe relata dificuldade emocional e sobrecarga devido ao constante cuidado e supervisão necessários. A irmã mais velha lida com desafios ao compartilhar o espaço familiar com S. S. F. e, a família tem evitado saídas e visitas sociais devido às crises desencadeadas por estímulos.

- **Exame psíquico**: S. S. F. demonstra comportamento isolado e resistência a interações sociais. Exibe padrões rígidos de interesse, fixação por objetos giratórios e comportamentos de autoestimulação (balançar o corpo, bater as mãos). Evita contato visual e não responde de forma apropriada a tentativas de comunicação. Durante o exame, apresentou crises de agitação quando houve interrupção de suas atividades repetitivas.

- **Hipótese diagnóstica**: transtorno do espectro autista (TEA) severo, com déficits significativos nas áreas de interação social, comunicação e comportamento, além de hiperreatividade sensorial.

- **Plano de cuidados/tratamento**: foco em terapias que promovam habilidades de comunicação funcional e adaptação a mudanças. Introdução de técnicas para dessensibilização sensorial de forma gradual e estruturada.

- **Psicoterapia**: terapia cognitivo-comportamental adaptada ao autismo severo, com ênfase na redução de comportamentos repetitivos e no desenvolvimento de habilidades de tolerância a mudanças e de habilidades sociais.

- **Tratamento medicamentoso**: avaliação para o uso de medicação para reduzir a irritabilidade e crises comportamentais, especialmente em situações de sobrecarga sensorial. O uso de antipsicóticos atípicos pode ser considerado para o manejo das crises.

- **Intervenções complementares**: terapia ocupacional com enfoque em integração sensorial para desenvolver maior tolerância a estímulos auditivos e visuais. A inclusão de sessões de fonoaudiologia pode auxiliar na construção de uma comunicação funcional e aumentar a autonomia nas interações sociais.

- **Abordagem de serviço social:** apoio aos pais e familiares no manejo de recursos para o cuidado de S. S. F., além de orientação para participação em grupos de apoio para famílias com crianças com TEA severo. Encaminhamentos para suporte escolar especializado e discussões com a equipe pedagógica para adaptar o ambiente escolar às necessidades de S. S. F.

REFERÊNCIAS

AMERICAN PSYCHIATRIC ASSOCIATION. **Manual Diagnóstico e Estatístico de Transtornos Mentais.** 5. ed. Arlington: American Psychiatric Publishing, 2020.

ATTWOOD, T. **Entendendo o Autismo e a Síndrome de Asperger.** São Paulo: Cultrix, 2020.

BURKE, J. D.; ROMANO, E.; WALSH, M. Desafios no Diagnóstico e Tratamento de Transtornos de Conduta e Oposição. **Journal of Child Psychology**, Londres, v. 35, n. 2, p. 55-72, 2021.

CENTERS FOR DISEASE CONTROL AND PREVENTION (CDC). **Facts About Autism Spectrum Disorder.** Atlanta: CDC Website, 2021.

DICKY, T. Transtorno de Oposição Desafiador: Avaliação e Manejo Clínico. **Child and Adolescent Psychiatry Quarterly**, Nova Iorque, v. 28, n. 1, p. 14-25, 2020.

FRICK, P. J.; NISBET, E.; DICKY, T. O Impacto da Neurobiologia e do Ambiente no Desenvolvimento de Transtornos de Oposição. **Developmental Psychology**, Washington, D.C., v. 56, n. 3, p. 320-335, 2020.

HOWLIN, P.; MOSS, P.; SAVAGE, S. **Autism and Developmental Disorders in Adolescence and Adulthood.** New York: Guilford Press, 2017.

JOHNSON, R. et al. Abordagens Terapêuticas para o Transtorno de Déficit de Atenção e Hiperatividade. **Psychological Review**, Nova Iorque, v. 68, n. 4, p. 89-101, 2022.

KIM, Y.; LEE, H.; PARK, S. A Importância da Avaliação Familiar no Diagnóstico de TDAH em Crianças. **Asian Journal of Child Psychiatry**, Seul, v. 14, n. 2, p. 29-37, 2021.

LORD, C.; RUTTER, M.; GOULD, J. O Espectro do Autismo: Estratégias para Diagnóstico e Tratamento. **American Journal of Psychiatry**, Washington, D.C., v. 177, n. 5, p. 145-153, 2020.

MARTINS, F.; SILVA, J. Avaliação Neuropsicológica e Comorbidades no TDAH. **Revista Brasileira de Psiquiatria**, São Paulo, v. 41, n. 1, p. 36-48, 2022.

MCDONALD, R.; JACKSON, P.; CHEN, Y. Terapias Combinadas no Tratamento de Transtornos Comportamentais. **Behavioral Therapy Journal**, Toronto, v. 35, n. 2, p. 102-115, 2023.

MENDES, A.; ALMEIDA, C. Desafios da Adolescência e Saúde Mental. **Revista de Psicologia do Desenvolvimento**, Brasília, v. 12, n. 1, p. 123-138, 2022.

NATIONAL INSTITUTE OF MENTAL HEALTH. **Transtorno de Déficit de Atenção e Hiperatividade**: Diagnóstico e Tratamento. Bethesda: National Institute of Mental Health, 2022.

NISBET, E.; DICK, T. Estratégias Terapêuticas no Transtorno de Oposição Desafiador. **European Journal of Child and Adolescent Psychiatry**, Berlim, v. 25, n. 2, p. 89-103, 2020.

SILVA, J.; PEREIRA, R. Transtornos de Comportamento e Emocionais na Infância e Adolescência. **Revista de Psiquiatria Infantil**, Porto Alegre, v. 30, n. 3, p. 45-58, 2019.

SMITH, A.; TAYLOR, R. A Importância da Observação Direta no Diagnóstico de TDAH. **Child Psychology Review**, Chicago, v. 40, n. 2, p. 88-99, 2023.

TANDON, M.; MCCRONE, P. Tratamentos Psicossociais para Transtornos Oposicionistas e Desafiadores. **Journal of Pediatric Psychology**, Londres, v. 36, n. 1, p. 78-92, 2021.

WORLD HEALTH ORGANIZATION. **World Mental Health Report**: Transforming Mental Health for All. Geneva: WHO, 2021.

SOBRE OS AUTORES

Ailton Miranda Pinto Junior

Graduando em enfermagem pela Universidade Federal de São João del--Rei (UFSJ) - Campus Centro-Oeste Dona Lindu (CCO). Aluno bolsista do Programa de Educação Tutorial (PET) Conexões de Saberes "Da Loucura à Ciência" da UFSJ/CCO.

Orcid: 0009-0003-8988-258X

Amanda Martins Neri

Graduanda em enfermagem pela Universidade Federal de São João del--Rei (UFSJ) - Campus Centro-Oeste Dona Lindu (CCO). Aluna bolsista do Programa de Educação Tutorial (PET) Conexões de Saberes "Da Loucura à Ciência" da UFSJ/CCO.

Orcid: 009-0003-4214-7772

André Luiz Campos Pacheco

Graduando em enfermagem pela Universidade Federal de São João del--Rei (UFSJ) - Campus Centro-Oeste Dona Lindu (CCO). Aluno bolsista do Programa de Educação Tutorial (PET) Conexões de Saberes "Da Loucura à Ciência" da UFSJ/CCO.

Orcid: 0009-0007-9695-6865

Gabriella Letícia de Araújo Almeida

Graduanda em enfermagem pela Universidade Federal de São João del--Rei (UFSJ) - Campus Centro-Oeste Dona Lindu (CCO). Aluna bolsista do Programa de Educação Tutorial (PET) Conexões de Saberes "Da Loucura à Ciência" da UFSJ/CCO.

Orcid: 0009-0005-0353-0415

Helena Rita de Jesus Carvalho

Graduanda em enfermagem pela Universidade Federal de São João del-Rei (UFSJ) - Campus Centro-Oeste Dona Lindu (CCO). Aluna bolsista do Programa de Educação Tutorial (PET) Conexões de Saberes "Da Loucura à Ciência" da UFSJ/CCO.

Orcid: 0009-0003-3353-5626

Jéssica Luiza Ferreira

Graduanda em enfermagem pela Universidade Federal de São João del-Rei (UFSJ) - Campus Centro-Oeste Dona Lindu (CCO). Aluna bolsista do Programa de Educação Tutorial (PET) Conexões de Saberes "Da Loucura à Ciência" da UFSJ/CCO.

Orcid: 0000-0001-9172-9486

Jhonathan Candido Farias

Graduando em enfermagem pela Universidade Federal de São João del-Rei (UFSJ) - Campus Centro-Oeste Dona Lindu (CCO). Aluno bolsista do Programa de Educação Tutorial (PET) Conexões de Saberes "Da Loucura à Ciência" da UFSJ/CCO.

Orcid: 0009-0005-6194-4261

Kamila Giovana Pedrosa Damasio

Graduanda em enfermagem pela Universidade Federal de São João del-Rei (UFSJ) - Campus Centro-Oeste Dona Lindu (CCO). Aluna bolsista do Programa de Educação Tutorial (PET) Conexões de Saberes "Da Loucura à Ciência" da UFSJ/CCO.

Orcid: 0009-0006-7652-7767

Laís Cristina Francelino Silva

Graduanda em enfermagem pela Universidade Federal de São João del-Rei (UFSJ) - Campus Centro-Oeste Dona Lindu (CCO). Aluna bolsista do Programa de Educação Tutorial (PET) Conexões de Saberes "Da Loucura à Ciência" da UFSJ/CCO.

Orcid: 0000-0002-9506-8416

Lisandra Caixeta de Aquino

Graduada em enfermagem pela Pontifícia Universidade Católica de Minas Gerais. Especialista em capacitação pedagógica e em gestão de serviços hospitalares pela Universidade Federal de Minas Gerais. Enfermeira do setor de Urgência e Emergência e da Terapia Intensiva Neonatal e Pediátrica da Maternidade Municipal de Contagem. É empregada pública efetiva do Conselho Regional de Enfermagem de Minas Gerais (Coren-MG) desde 2008, onde exerceu os cargos de primeira-tesoureira (2015-2017) e vice-presidente (2018-2020). Atualmente, atua como conselheira federal no Conselho Federal de Enfermagem (Cofen).
Orcid: 0009-0002-4881-8306

Lucielena Maria de Sousa Garcia Soares

Graduada em enfermagem. Especialista em enfermagem em saúde mental, musicoterapia, psicanálise e políticas públicas. Mestre em enfermagem pela Universidade Federal Fluminense. Consultório de Enfermagem em Saúde Mental e Dor registrado no Coren-MG. Colaboradora do Coren-MG na Comissão Regional de Inovação e Empreendedorismo. Colaboradora do Cofen em Saúde Mental.
Orcid: 0000-0003-0546-5205

Lorrany Gabrielly Faria Costa

Graduanda em enfermagem pela Universidade Federal de São João del-Rei (UFSJ) - Campus Centro-Oeste Dona Lindu (CCO). Aluna bolsista do Programa de Educação Tutorial (PET) Conexões de Saberes "Da Loucura à Ciência" da UFSJ/CCO.
Orcid: 0009-0001-7848-5496

Marcia do Carmo Bizerra Caúla

Graduada em enfermagem pela Pontifícia Universidade Católica de Minas Gerais. Especialista em saúde da família. Mestre em tecnologia e inovação em enfermagem pela Universidade de São Paulo. Enfermeira na Maternidade Odeth Valadares (FHEMIG) e coordenadora geral de Processo Ético no Coren-MG. Foi vice-presidente do Coren-MG (2015-2017), atuou no Hemominas (2014-2022) e na Estratégia Saúde da Família (2006-2009). Atuou como docente na ESP-MG e Universo-BH.
Orcid: 0009-0008-4398-1511

Maria Clara Santos de Almeida

Graduanda em fisioterapia pela Universidade Anhanguera. Colaboradora do Coren-MG na Unidade de Processo Ético.

Orcid: 0009-0002-5915-6950

Maria Fernanda Medeiros Prudencio

Graduanda em enfermagem pela Universidade Federal de São João del-Rei (UFSJ) – Campus Centro-Oeste Dona Lindu (CCO). Aluna bolsista do Programa de Educação Tutorial (PET) Conexões dos Saberes "Da Loucura à Ciência" da UFSJ/CCO.

Orcid: 0009-0004-1925-1309

Maria Rita Gouveia de Oliveira

Graduanda em enfermagem pela Universidade Federal de São João del-Rei (UFSJ) - Campus Centro-Oeste Dona Lindu (CCO). Aluna bolsista do Programa de Educação Tutorial (PET) Conexão Dos Saberes "Da Loucura à Ciência" da UFSJ/CCO.

Orcid: 0009-0008-7552-2053

Moisés Fiusa Menezes

Graduado em medicina pela Universidade Federal de São João del-Rei (UFSJ) - Campus Centro-Oeste Dona Lindu (CCO). Mestrando do PGEnf da Universidade Federal de São João del-Rei (UFSJ) - Campus Centro-Oeste Dona Lindu (CCO). Aluno voluntário do Programa de Educação Tutorial (PET) Conexões dos Saberes "Da Loucura à Ciência" da UFSJ/CCO.

Orcid: 0000-0002-5450-5667

Ricardo Bezerra Cavalcante

Graduado em enfermagem e psicologia. Psicanalista. Mestre em Ciências da Saúde pela Universidade Federal de Minas Gerais (UFMG). Doutor com pós-doutorado em ciência da informação (UFMG). Professor associado III na Universidade Federal de Juiz de Fora. Pesquisador produtividade do CNPQ - Nível PQ2. Pesquisador e docente permanente nos programas

de pós-graduação em psicologia (ICH/UFJF) e no programa de pós-graduação em enfermagem (FACENF/UFJF).
Orcid: 0000-0001-5381-4815

Richardson Miranda Machado
Graduado em enfermagem e psicologia. Graduando em filosofia pela Universidade Federal de São João del-Rei (UFSJ). Especialista em terapia familiar sistêmica. Mestre em ciências da saúde pela Universidade Federal de Minas Gerais (UFMG). Doutor em psiquiatria pela Universidade de São Paulo (USP). Pós-doutorando em saúde mental ocupacional pela Universidad de Concepción – Chile. Professor associado de saúde mental da Universidade Federal de São João del-Rei (UFSJ) - Campus Centro-Oeste Dona Lindu (CCO). Tutor do Programa de Educação Tutorial (PET) Conexões dos Saberes "Da Loucura à Ciência" da UFSJ/CCO.
Orcid: 0000-0001-9179-8246

Rômulo Felipe da Fonseca Sander
Graduando em enfermagem pela Universidade Federal de São João del-Rei (UFSJ) - Campus Centro-Oeste Dona Lindu (CCO). Aluno bolsista do Programa de Educação Tutorial (PET) Conexões dos Saberes "Da Loucura à Ciência" da UFSJ/CCO
Orcid: 0009-0009-9522-0949

Sandra Valenzuela Suazo
Graduada em Enfermagem e mestre em Enfermagem pela Universidade de Concepción/Chile. Doutora em Enfermagem pela Universidade de São Paulo (USP). Professora Titular do Departamento do Adulto e Idoso da Faculdade de Enfermagem da Universidade de Concepción - Chile.
Orcid: 0000-0002-1308-4835

Thamires Santos Mendonça
Graduanda em enfermagem pela Universidade Federal de São João del-Rei (UFSJ) - Campus Centro-Oeste Dona Lindu (CCO). Aluna bolsista do Programa de Educação Tutorial (PET) Conexão Dos Saberes "Da Loucura à Ciência" da UFSJ/CCO.
Orcid: 0009-0007-7921-523X